erigon

Tanz der Schmetterlinge

Mit allen Sinnen spüren

Mit besonderem Dank
für meinen Onkel Erich.

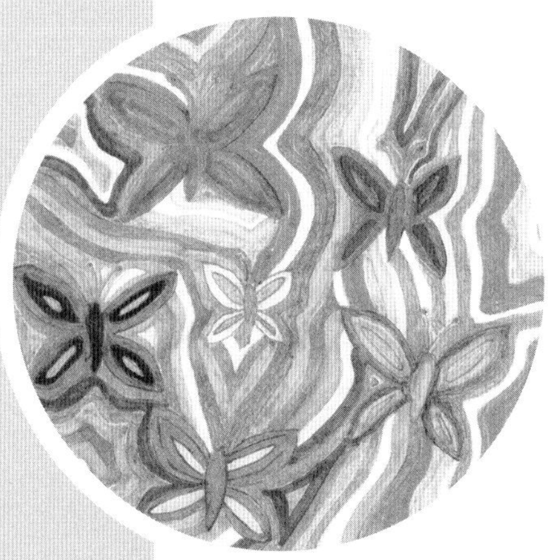

Liebe Leserin, lieber Leser!

Der erste Schritt ist getan! Sie halten nun das Fantasiereisen-Set „Tanz der Schmetterlinge – Mit allen Sinnen spüren" in Ihren Händen.

Diese Zusammenstellung von Fantasiereisen, Texten und Bildern ist entstanden für die Gruppen- und Einzelarbeit. Sie spricht aber jeden Menschen an, der sein „Ich bin Ich" erkennen, akzeptieren, stärken und mit allen Sinnen spüren möchte.

Fantasiereisen bewirken Entspannung, Gelöstsein. Sie führen mit Unterstützung von positiven Bildern zur Beachtung des eigenen Ichs. Leichtigkeit und Freude sind ständige Begleiter. Spielerisch darf die Fantasie tanzen und Lebendigkeit, Ruhe, Selbstvertrauen, Zufriedenheit und Gelassenheit schenken.

In seiner Ganzheit von Körper, Geist und Seele darf der Reisende sich mit allen Sinnen erfahren. Fantasiereisen sprechen das ur-eigene „Ich" an. Darum erlebt jeder die vorgegebenen Bilder anders. Jeder hat andere Erfahrungen mit sich und der Welt gemacht, die in den Reisen verarbeitet werden.

Wie das Unterbewusstsein die Bilder umsetzt und was daraus entstehen kann, ist immer spannend.

Eins wird sicherlich klar: „Ich bin Ich" und „Du bist Du", getragen von Achtung vor dem „Ich", Achtung vor dem „Du", dem Reisenden und dem Begleiter, prägen diese Reisen.

Es ist mir sehr wichtig, dass Sie dieses Set so einsetzen, dass es zu 100% für Sie passt.

Eine Reise nach innen ist eine Reise zu mir, die ich mit allen Sinnen erleben darf!

Viel Spaß!

Ursula Nübel

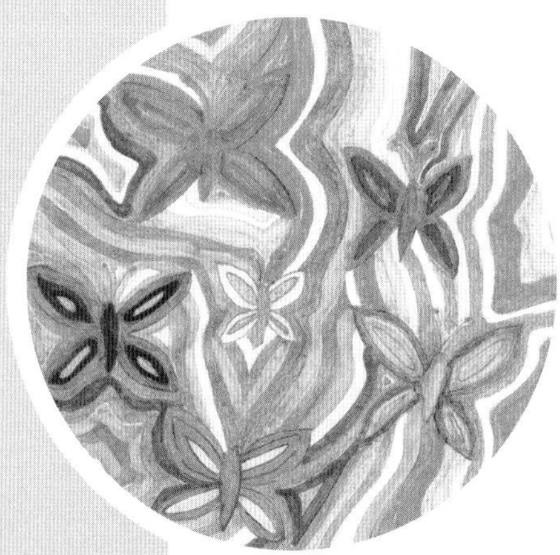

Ich bin Ich – Du bist Du

Das Buch „Tanz der Schmetterlinge – Mit allen Sinnen spüren" will mit gelenkten Fantasiereisen Menschen helfen, sich zu entspannen, sich mit Hilfe von Bildern zu erfahren und sich selbst in Ruhe und Gelassenheit zu finden. Grundlage ist die intensive Vorstellung von Bildern in einem traumähnlichen Zustand. Die Fantasiereise als Reise nach innen schwächt rationale Abwehr ab, weil das Unbewusste die vorgegebenen Bilder in ihrer symbolischen Bedeutung erfühlen und erfassen kann.

Die Fantasiereisen in diesem Buch umfassen vielfältige Themen, die bestimmten Bilderorten zugeordnet werden, z. B. „Schmetterling" der Blumenwiese, „Ich" einem Spiegel oder „Lassen" einem Wohlfühlort in der Nähe eines Brunnens. So kann sich der Reisende immer wieder neu entdecken.

Die Bildvorstellungen in den Fantasiereisen entwickeln sich aus Gefühlen und können Wünsche in Fantasien erfüllen. Die plastischen Erlebnisbilder können in den verschiedenen Bildmotiven Projektionen unbewusster Erfahrungen ausdrücken.

Das Ziel dieser Reisen ist, dass die Person ihre Stärken, ihr Selbstvertrauen, ihre Zufriedenheit und Gelassenheit erlebt, sich in ihrer Ganzheit von Körper, Seele und Geist mit allen Sinnen erfahren, erleben und sich im eigenen Ich wohlfühlen kann.

„Ich bin Ich" – ist für jeden Begleiter und Reisenden individuell völlig verschieden und nicht zu schematisieren. Die Wertschätzung des eigenen „Ichs" und die Stärkung des eigenen Selbstwertgefühls ist die beste Voraussetzung, den anderen, das „Du", zu respektieren, zu achten und wertzuschätzen.

In diesem Buch ist die Anregung zu Fantasiereisen zu sich selbst gut gelungen.

Dieses Buch ist allen zu empfehlen, die sich und andere in der Entwicklung ihrer Persönlichkeit unterstützen möchten.

Prof. Dr. E. Grond
Psychotherapeut, Sozialmediziner
Hagen, 10. Mai 2013

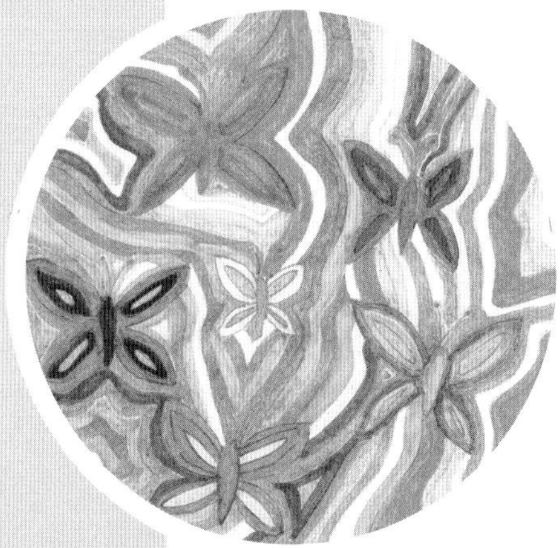

Tanz der Schmetterlinge – Mit allen Sinnen spüren

Das Set enthält:

- 18 Fantasiereisen
- 18 Bildkarten
- 18 Wegweiser
- 1 Bildaufleger

Fantasiereisen

Vor jeder Reise finden Sie einen kleinen Text zum Einstimmen. Setzen Sie ihn so ein, wie es Ihnen gefällt. Mein Vorschlag: Lesen Sie ihn

- vor der Einführung,
- nach der Rückführung,
- vor der Einführung und nach der Rückführung,
- oder geben Sie ihn fotokopiert mit nach Hause.

Diejenigen, die die Fantasiereise erleben, bezeichne ich als „Reisende“ und diejenigen, die durch ihre Impulse den Weg begleiten, als „Begleiter“.

Aus dieser Überlegung ergibt sich, dass ich die Begleiter mit „Sie“ anspreche und den Reisenden mit „Du“.

Bevor die Reisenden sich hinlegen, beachten Sie bitte zwei Hinweise:

- der Toilettengang
- das Ausschalten der Handys

Laute Störungen von außen können immer in die Reise einbezogen werden, z. B. „und mit jedem Schlagen der Kirchturmglocke sinkst Du immer tiefer und tiefer in Deine Entspannung“.

Aufbau der einzelnen Fantasiereisen

- Einführung
- Reise
- Rückführung
- Bewegung
- Anmerkung

• Einführung

Fantasiereisen werden am liebsten im Liegen oder in einem bequemen Sessel erlebt. Jeder Reisende richtet sich seinen Platz so her, wie es für ihn hundertprozentig passt.

Grundlage jeder Fantasiereise ist die Entspannung. Die Einführung führt in die Entspannung. Sie holt den Reisenden im Hier und Jetzt ab, fördert das Loslassen der momentanen Belastungen und Anspannungen und lässt ihn in eine tiefe Entspannung sinken.

Wichtige Eckpfeiler sind

- das Überprüfen der bequemen Körperlage,
- die bewusste Atmung,
- das Kommen, Anschauen und Loslassen der Gedanken.

Diese Wiederholung gibt dem Reisenden Sicherheit. Er hört Vertrautes, ist ganz bei sich und kann damit schneller loslassen und in die Entspannung sinken.

Für Reisende, die sehr gestresst ankommen, bietet es sich an, mit Übungen aus der Muskelentspannung nach Jacobsen zu beginnen. So spüren sie körperlich sehr deutlich den Unterschied zwischen Anspannung und Entspannung.

• Reise

Liebe Begleiter, ich möchte Sie stärken, die Reisen so zu formulieren, wie es Ihrem Wortschatz, Ihrer Sprachmelodie, Ihrem Gehör und Gefühl entspricht. Nur dann sind Sie authentisch. Nur dann können Ihre Worte von dem Reisenden in Bilder umgesetzt werden. Die Freude, diese Fantasiereise zu begleiten, darf deutlich spürbar sein. Sie gibt dem Reisenden ein Gefühl von Sicherheit und Achtsamkeit.

Der Einsatz von Klängen sollte genau Ihren Vorstellungen, Zielen und Stärken entsprechen. Eine angekündigte Ruhephase kann wirksamer sein, als Klänge, die in Ihnen Unsicherheit auslösen. Wenn Ihnen der Einsatz von Klangschalen bekannt ist und er Sie erfreut, ist das eine wunderbare Ergänzung.

Jegliche Wiederholungen sind beabsichtigt!

Manche Bilder, z. B. die wärmende Kraft der Sonne, haben einen starken Wert und unterstützen durch die Wiederholung die tiefe Entspannung.

Mein Ziel bei diesen Fantasiereisen ist es, dass der Reisende sich mit allen Sinnen in seiner Ganzheit von Körper, Geist und Seele immer wieder neu entdeckt.

- *Rückführung*

Es ist sehr wichtig, dass der Reisende kraftvoll mit klarer, belebender Stimme wiedergeholt wird. Verändern Sie die Rückführungen so, wie es für Sie passt. Je tiefer der Reisende entspannt, desto kraftvoller und aktiver sollte er zurückgeführt werden.

- *Bewegung*

Bewegung nach der Fantasiereise wird oft als sehr wohltuend erlebt. Sanfte oder kräftige Bewegung, frei oder angeleitet, mit oder ohne Musik, hilft durch das Spüren der eigenen Beweglichkeit wieder ganz im Hier und Jetzt anzukommen. Leiten Sie als Begleiter die Bewegung an, die Sie für sinnvoll halten.

- *Anmerkung*

Die Anmerkungen sind für den Begleiter geschrieben. Sie enthalten Hinweise aus meinem Erfahrungsschatz.

Bildkarten

Farbe und Form der Bilder wollen die Gefühle vermitteln, die im Text und der jeweiligen Fantasiereise angesprochen werden. Lassen Sie die Bilder auf sich wirken. Wenn Sie in der Gruppenarbeit eine Mitte gestalten, bietet es sich an, eine Karte in die Mitte zu legen. Dafür eignet sich der beigefügte Bildaufleger. In der Einzelarbeit können Sie eine Karte vom Reisenden auswählen lassen oder die Bilder werden nach unten gelegt, also „blind" gezogen.

Wegweiserkarten

Die Wegweiserkarten enthalten Stichpunkte zu jeder Fantasiereise. Wenn Sie „Ihre" Reise kreieren möchten, sparen Sie sich das wörtliche Ablesen; zudem kann das Blättern beim Lesen stören. Deshalb habe ich Stützpunkte aus jeder Reise jeweils auf einer Karte zusammengestellt. Diese übersichtlich gestaltete Karte kann Ihnen Sicherheit geben.

Natürlich können Sie sich auch einen eigenen Wegweiser erstellen.

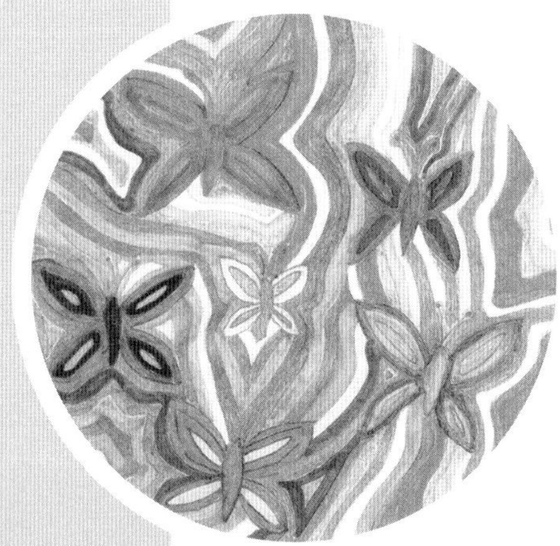

Fantasiereisen

Schmetterling, Du kleines Ding –
fliegst so leicht und frei daher
in Deiner prachtvollen Schönheit.
Schwungvoll und zart öffnest und schließt Du Deine Flügel.
Du bist mein Vorbild.
Du zeigst mir all meine Wünsche.
Ja – leicht, frei, prachtvoll, schwungvoll, grazil –
so möchte ich durchs Leben gehen.
Danke Schmetterling!

Schmetterling

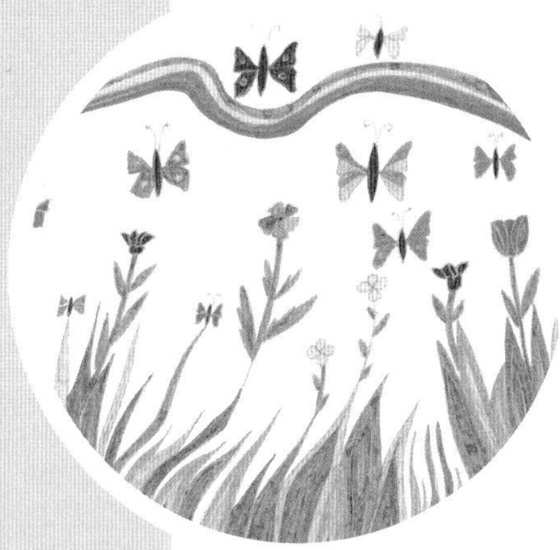

Fantasiereise:

Schmetterling

Einführung

Lege Dich ganz bequem hin. – Spüre, wie Dein Körper auf der Unterlage liegt. – Spüre die Lage Deines Kopfes, Deiner Arme und Hände, Deines Rückens, Deiner Beine und Füße.

Liege so, dass es sich für Dich rundum gut anfühlt.

Atme dreimal tief aus und ein. Mit jedem Ausatmen lasse alle Anspannung gehen. Atme Ruhe und Harmonie ein.

Du darfst loslassen, Du bist ganz bei Dir. Diese Zeit ist die Zeit für Dich.

Gedanken, die kommen, lasse kommen, schaue sie Dir kurz an und dann lasse sie gehen, kommen – und – gehen, kommen – und – gehen.

Sie fliegen dahin, wie die Wolken am Himmel, die langsam immer weiter ziehen, bis sie aus Deinem Blickfeld verschwunden sind.

So, wie Du jetzt ganz gelöst bist, ganz bei Dir, nehme ich Dich mit auf eine Reise – eine Reise zu einer wunderschönen Blumenwiese.

Reise

Sicherlich hast Du schon eine wunderbare, bunte Blumenwiese gesehen.

Gehe den Weg zu Deiner Blumenwiese.

Spüre den Weg, den Untergrund Deiner Füße. – Spüre Dein beschwingtes Gehen.

Freude ist in Dir. Du gehst zu Deiner Blumenwiese.

Angenehm warm scheint die Sonne auf Deine Haut; ein leichter Wind weht durch Deine Haare.

Du hörst das Zwitschern der Vögel.

Schon von Weitem siehst Du die Wiesenblumen leuchten. Rot, orange, gelb, grün, blau, violett, weiß leuchten sie Dir entgegen.

Freude, Glück und Frieden breiten sich in Dir aus.

Nimm Platz auf der Bank am Wiesenrand.

Voller Ruhe und Glück schließt Du die Augen.

Hups! – Es ist, als ob Dich etwas gekitzelt hätte.

Du öffnest die Augen und entdeckst einen wunderschönen Schmetterling.

„Schmetterling, Du kleines Ding, such Dir eine Tänzerin." Dieser Reim aus einem alten Kinderlied fällt Dir ein.

Du schmunzelst. – Lass alle Erinnerungen zu, die jetzt in Dir wach werden.

Da ist sie schon – die zweite Tänzerin, der zweite Schmetterling.

Du beobachtest die Bewegungen der Schmetterlinge wie einen Film. Die leise, leichte, schwungvolle Bewegung der Flügel, das Dahingleiten in der Luft, das Landen auf der Blüte. Sie fliegen aufeinander zu und voneinander weg. Jeder fliegt seinen Tanz, jeder achtet den Tanz des anderen.

Farbe und Zeichnung der Schmetterlinge gefallen Dir sehr.

Tiefe Freude erfüllt Dich – Du spürst sie im ganzen Körper.

Locker, leicht und selbstbewusst, voller Achtung und Würde erlebst Du diesen Tanz der Schmetterlinge.

Die Ruhe und Harmonie mit der sie auf den Blüten landen, strahlt auf Dich aus.

Bei dieser Reise ist alles erlaubt. – Stelle Dir nun vor, Du bist ein Schmetterling und fliegst über diese Blumenwiese.

Wie siehst Du aus? – Wie erlebst Du das Fliegen? – Welche Blumen bevorzugst Du zur Landung?

Erlebe nun Deine Bilder in völliger Stille.
(ca. 3 Minuten)

Komm wieder als Person, als „Du" zurück auf die Bank.

Wie durch ein Wunder siehst Du jetzt eine Vielzahl von Schmetterlingen in unterschiedlichen Farben über die Wiese schweben – tanzen – fliegen. Jede Zelle Deines Körpers hüpft vor Freude. Spüre dieses kribbelnd freudige Gefühl und genieße es.

Erlebe nun den Tanz der vielen Schmetterlinge in Begleitung sanfter Töne.

(z. B. Entspannungs-CD oder Klangschalen)

Bedank Dich für alles, was Du auf dieser Blumenwiese erleben durftest.

Du weißt, jederzeit im Alltag kannst Du Dich daran erinnern und Dich mit diesen Bildern zu Ruhe und Freude führen.

Nimm nun Abschied von der Blumenwiese und gehe zurück. – Spüre, wie Deine Füße den Weg berühren.

Rückführung

Mit hellen, fröhlichen Tönen begleite ich Dich aus Deiner Fantasiewelt ins Hier und Jetzt.

Atme mehrmals tief ein und aus.

Winkle dabei die Arme an und strecke sie aus.

Öffne die Augen.

Bewegung

Stell Dich mit dem Gesicht zum Fenster. – Strecke beide Arme seitlich aus und bewege sie hinauf und hinunter. Wenn Du magst, beziehe den ganzen Körper mit ein.

Sei kreativ – flieg!

Anmerkung

Helle, fröhliche Töne können Sie mit hellen Klangschalen, Klangspielen oder Glockenspiel erklingen lassen.

Ich

Nur wenn ich Lust habe, mich zu entdecken,
zu spüren, mit allen Sinnen zu erfahren,
zu lieben, zu achten und zu bewegen –
nur dann kann ich mich hinbewegen
zu meinen Mitmenschen –
nur dann kann ich mich öffnen
für Freundschaft und Liebe.

I *nnen*
C *harisma*
H *ingabe*

Entdecke Dein „Innen", gib Dich ihm hin und
Dein Charisma entfaltet sich von selbst –
automatisch.
Entdecke Dich!

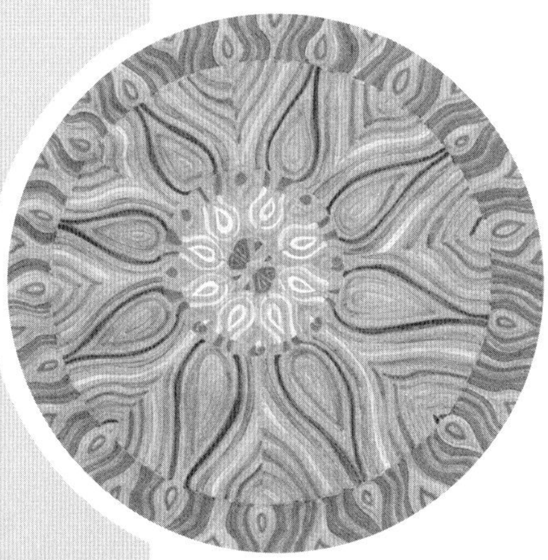

Ich

Einführung

Diese Zeit ist die Zeit für Dich. Darum ist es sehr wichtig, dass es Dir rundum gut geht.

Überprüfe nun Deine Lage, wenn Du magst, verändere sie so, dass Du ganz bequem liegst.

Spüre wie ein leichter, angenehmer Wind durch Deinen Körper pustet – vom Kopf bis zu den Füßen weht er alles hinaus, was Dich hindert ganz hier, ganz bei Dir zu sein.

Erlebe wie der angenehm warme Wind Deinen Kopf frei pustet – die Gedanken kommen lässt und weiter bläst – kommen lässt und weiter bläst – kommen lässt und weiter bläst.

Vom Kopf weht der Wind zum Hals, zu den Schultern, den Armen und Händen, dem Oberkörper, den Beinen und Füßen.

Und mit jedem angenehm warmen Windzug, der Deinen Körper, Deinen Geist und Deine Seele reinigt, spürst Du, wie Du immer tiefer und tiefer entspannst.

Nichts wollen, nichts sollen, nichts müssen. Wie in ein weiches Bett sinkst Du immer tiefer, tiefer und tiefer in Deine Entspannung. Du darfst ganz bei Dir sein.

In diesem ruhigen, gelösten Zustand möchte ich Dich nun mitnehmen auf eine Reise zu Dir.

Reise

Stell Dir vor, Du stehst vor einem großen Spiegel, in dem Du Dich ganz sehen kannst. – Du siehst Dich vom Kopf bis zu den Füßen.

Schau zu Deinen Füßen. So lange haben sie Dich schon getragen. – Wie sehen sie aus? – Fällt Dir zu ihnen eine Geschichte ein? – Wollten sie mal ganz schnell laufen oder ganz langsam? – Sind sie gestolpert oder ausgerutscht? – Was war das Positive an dieser Situation?

Bedanke Dich bei Deinen Füßen für ihren Beistand in jeder Situation.

Schaue weiter zu Deinen Beinen und Hüften. Sie stützen und bewegen Dich.

Bedanke Dich bei ihnen für ihre Beweglichkeit.

Führe den Blick weiter zu Deinem Unterleib. – Spürst Du die Energie, die ihn durchströmt?

Bedanke Dich für Deine Lebenslust.

Schaue weiter zu Deinem Bauch. – Ist er dünn, dick, breit, schmal? – Welches Gefühl springt Dich an? – Entdecke liebevolle Gefühle für Deinen Bauch. – Wenn Du magst, streichle ihn.

Bedanke Dich bei Deinem Bauch für seine gefühlvolle Unterstützung.

Nun betrachte Deinen Brustraum. Was fällt Dir auf? – Was fällt Dir ein? – Lasse alles kommen, was kommen will. Lasse kommen – und – gehen, kommen – und – gehen, kommen – und – gehen.

Bedanke Dich für die liebevolle und herzliche Unterstützung Deines Brustraumes.

Gehe mit Deinem Blick weiter zu Deinen Schultern. – Deine Schultern, die manchmal so viel tragen. Wie sehen sie aus? – Wie fühlen sie sich an? – Erzählen sie Dir eine Geschichte?

Bedanke Dich bei ihnen für ihre Stärke

Betrachte nun Deine Arme. – Was gefällt Dir an ihnen? – Wen oder was möchtest Du umarmen? Umarme Dich und spüre die Wirkung.

Bedanke Dich für die Beweglichkeit Deiner Arme.

Führe den Blick nun zu Deinen Händen. Betrachte sie genau. – Fällt Dir etwas auf, was Du noch nie gesehen hast? – Bei welcher Handlung siehst Du sie – jetzt?

Bedanke Dich für die große Handlungsfähigkeit Deiner Hände.

Lenke nun Deine Aufmerksamkeit auf Deinen Hals. – Schaue ihn Dir genau an. Durch ihn fließt so viel, was verdaut werden möchte. – So viel Unterschiedliches wird durch Deinen Hals geschleust. – Schaue hin, siehst Du ihm seine viele Arbeit an?

Betrachte ihn liebevoll und bedanke Dich bei ihm für die Verarbeitung Deiner physischen und psychischen Erlebnisse.

Schaue Dir nun in die Augen und spüre in Deinen Bauch: Was wollen sie Dir sagen?

Bedanke Dich bei Deinen Augen für ihre klare Unterstützung.

Von den Augen blicke nun zu Deinen Ohren. – Wie sehen sie aus? – Zeigst Du sie offen oder sind sie von den Haaren verdeckt? – Was hörst Du gerne? – Sind sie so eingestellt, dass Du manches nicht hörst? Stelle Dich ganz auf Deine Ohren ein. – Hörst Du sie?

Bedanke Dich bei Deinen Ohren für ihre gehörvolle Unterstützung.

Deine Nase möchte nun betrachtet werden. – Ist sie groß, klein, dick, dünn? Was riechst Du – jetzt? Welche Gerüche magst Du besonders? Achte darauf, was Deine Nase Dir erzählen möchte.

Bedanke Dich bei ihr für die sinnliche Unterstützung.

Schaue nun auf Deinen Mund. – Wie sieht er aus? – Was gefällt Dir besonders an ihm? – Was hast Du durch ihn erlebt? – Welche Worte sprudeln jetzt aus ihm heraus? Verbinde Dich mit ihm, vielleicht hörst Du bekannte oder neue Worte.

Bedanke Dich für seine umfassende Unterstützung.

Betrachte nun Deine Haare. – Was liebst Du an ihnen? – Schaue sie Dir genau an. – Gehe mit ihnen in Resonanz.

Bedanke Dich bei Deinen Haaren für ihre kraftvolle Unterstützung.

Gehe nun drei Schritte zurück und bedanke Dich für das wunderbare Bild, das Du im Spiegel siehst.

Das bist Du – und so wie Du bist, bist Du Du.

Bewege Dich nun vom Spiegel weg und setze oder lege Dich an Deinen Lieblingsplatz. Nun lasse Dich ganz bei Dir sein. – Lasse alle Bilder, die kommen, kommen. – Schaue sie an, spüre sie und lasse sie gehen.

Sei ganz bei Dir mit allen Sinnen.

Sehe, höre, fühle, schmecke, rieche – so, wie es für Dich sinnvoll ist – wie es sich für Dich richtig gut anfühlt – wie es Dir entspricht. – Lebe Dich mit allen Sinnen. – Sei Du!

Im Reden mache ich jetzt eine Pause von ca. 5 Minuten – Genieße die Ruhe.

Du weißt, alles Positive, was Du auf dieser Reise erlebt hast, kannst Du Dir jederzeit im Alltag wieder holen. Dein Unterbewusstsein hat all diese Bilder gespeichert.

Nur, wenn Du Dich siehst, spürst, liebst, hörst, mit allen Sinnen lebst, kannst Du Dich bewegen und hinbewegen zu anderen. Du strahlst Freude, Freundlichkeit, Klarheit und Liebe aus.

Bedanke Dich für alles, was Du erleben durftest.

Rückführung

Mache Dich nun auf den Weg zurück in diesen Raum.

Spüre die kribbelnde Energie, die Deinen Körper von den Füßen bis zum Kopf belebt.

Du fühlst Dich leicht, wach und lebendig – voller Energie und Lebensfreude; leicht, wach und lebendig – voller Lebensfreude; leicht, wach und lebendig – voller Lebensfreude.

Öffne Deine Augen – recke und strecke Dich und komme langsam und in Deinem Rhythmus zum Sitzen.

Bewegung

Wenn Du magst, stelle Dich nun vor das geöffnete Fenster, atme tief durch und bewege Dich so, wie es für Dich passt.

Tanze den Tanz Deines Lebens.

Tanze Dich.

Anmerkung

Auch individuell ausgerichtet in einer Einzelsitzung ist diese Reise sehr effektiv.

Sie hilft zu dem Schluss zu kommen: Ich bin Ich – und so, wie ich bin, bin ich okay.

Legen Sie immer nach dem Betrachten eines Körperteils eine kurze Sprechpause ein.

Leben

Lebst Du?

Spürst Du Dich?

Fühlst Du?

Hörst Du?

Siehst Du?

Schmeckst Du?

Riechst Du?

***LEBEN** heißt: Mit allen Sinnen Körper, Geist und Seele genießen.*

Lebe in Freude und genieße.

Nur dann kannst Du lebendig auf andere Menschen zugehen.

LEBE DICH!

Leben

Einführung

Überprüfe, ob Du bequem auf der Unterlage liegst.

Spüre in Deinen Körper, Deinen Geist und Deine Seele, was Dich belastet, was Du abgeben – was Du loslassen möchtest.

Stelle Dir vor, vor Dir liegen viele bunte Luftballons in unterschiedlichen Farben.

Blase in diese Luftballons alles rein, was Du loslassen möchtest.

Dann knote sie zu und lasse sie fliegen.

So, wie die Luftballons immer höher und höher fliegen, so wirst Du immer freier und freier.

Immer ruhiger und ruhiger.

Mit jedem Luftballon, der hoch steigt, sinkst Du immer tiefer und tiefer in Deine Entspannung – Dein Gelöstsein.

So ganz gelöst möchte ich Dich nun mitnehmen auf eine Reise.

Reise

Stelle Dir vor, Du machst eine Reise durch die positiven Erlebnisse Deines Lebens.

Voller Ruhe und Harmonie suche Dir einen für Dich wunderschönen, angenehm warmen, sicheren Platz aus, an dem Du rückwirkend positive Erlebnisse Deines bewegten Lebens genießen kannst.

Sicher weißt Du sofort, an welchen Ort Du gehst – vielleicht bist Du schon da.

Gestalte Deine Umgebung so, wie es für Dich hundertprozentig ist.

Genieße Deinen Ort des absoluten Wohlbefindens, der Ruhe und Harmonie.

Schaue Dich noch einmal um, fühle in Dich hinein, ob alles so passt.

Nun gehe in Gedanken zu der Zeit bis zu Deinem fünften Lebensjahr. – Welche schöne Geschichte fällt Dir ein?

Vielleicht kennst Du eine von der Erzählung Deiner Eltern oder von Fotos?

Genieße und freue Dich.

Erfahre dieses positive Erlebnis, diese positiven Bilder noch einmal.

Erlebe sie mit allen Sinnen.

Höre, sehe, fühle, schmecke, rieche.

Bedanke Dich für dieses Erlebnis.

Nun gehe in Gedanken zu dem Alter von fünf bis 10 Jahren.

Welches positive Ereignis, welche Geschichte springt Dich an?

Genieße und freue Dich.

Erlebe sie wieder mit allen Sinnen.

Sehe, fühle, höre, rieche, schmecke.

Bedanke Dich für dieses Erlebnis.

Deine Lebensreise, in der Du 11 bis 15 Jahre alt bist, zeigt Dir nun ein positives Erlebnis.

Genieße und freue Dich.

Erlebe es mit allen Sinnen.

Fühle, höre, sehe, schmecke, rieche.

Bedanke Dich für dieses positive Erlebnis.

Deine Zeit, in der Du 16 bis 20 Jahre auf Deiner Lebensuhr siehst, bringt Dir ein positives Erlebnis.

Welches?

Genieße und freue Dich.

Erlebe es mit allen Sinnen.

Höre, fühle, sehe, rieche, schmecke.

Bedanke Dich für dieses positive Erlebnis.

Welches positive Erlebnis steht strahlend vor Dir in der Zeit als Du 21 bis 30 Jahre alt bist?

Genieße und freue Dich.

Erlebe es mit allen Sinnen.

Sehe, höre, fühle, schmecke, rieche.

Bedanke Dich für dieses positive Erlebnis.

31 bis 40 Jahre – welches positive Erlebnis ist sofort präsent?

Genieße und freue Dich.

Erlebe es mit allen Sinnen.

Fühle, höre, sehe, rieche, schmecke.

Bedanke Dich für dieses positive Erlebnis.

Welches positive Erlebnis ist spontan bei Dir für die Zeit von 41 bis 50 Jahren?

Genieße und freue Dich.

Erlebe es mit allen Sinnen.

Sehe, höre, schmecke, fühle, rieche.

Bedanke Dich für dieses positive Erlebnis.

Spüre nun nach, welche positiven Erlebnisse sich versammelt haben.

Wie reich und lebendig empfindest Du Dein Leben jetzt?

Du weißt, alle Freude, alles Glück, das Du auf dieser Reise erlebt hast, kannst Du jederzeit im Alltag aktivieren, in dem Du Dir die Bilder dieser Reise wieder holst.

Bedanke Dich für Deine Freude, Deine Lebendigkeit, Dein Glück.

Rückführung

Stelle Dir vor, alle positiven Ereignisse sind nun in Sterne verpackt.

Diese Sterne berühren Dich jetzt von den Füßen bis zum Kopf.

Sie bringen Dich leicht und lebendig zurück in die Gegenwart.

Du spürst, wie Dein Kreislauf sich normalisiert.

Du fühlst Dich leicht und immer lebendiger.

Bewege Deine Hände und Füße.

Winkle Deine Arme an und strecke sie aus – atme im gleichen Rhythmus ein und aus.

Öffne die Augen und sei ganz da.

Bewegung

Fang einen Stern: mit der rechten Hand, der linken Hand, dem rechten Fuß, dem linken Fuß, dem ganzen Körper *(ca. 6 x)*.

Anmerkung

Legen Sie nach Ihrem Ermessen Sprechpausen ein. – Bei großer Altersspanne der Teilnehmer fügen Sie ein, dass positive Ereignisse auch für die Zukunft ausgemalt werden können.

Ein neuer Tag

Der Blick aus dem Fenster –

Öffnung für den neuen Tag.

Morgenrot – Kondensstreifen am Himmel.

Wo landen die Flieger?

Wo lande ich – heute?

Welche positiven Gefilde nehmen mich auf?

Vertrauen, Mut und Zuversicht begleiten mich
in diesen Tag.

Ach ja – und was will ich noch erleben,
fühlen mit allen Sinnen?

Freude, Glück und ganz viel Spaß.

Sei willkommen neuer Tag!

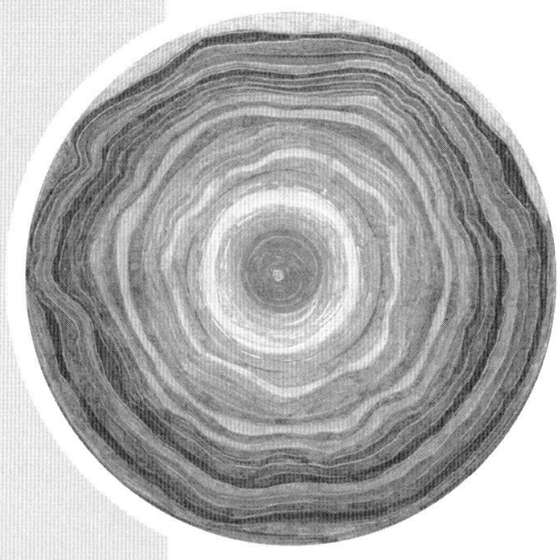

Fantasiereise:

Ein neuer Tag

Einführung

Spüre nach, wie Du auf Deiner Unterlage liegst.

Wie liegen Deine Arme und Hände, Deine Beine und Füße, Dein Rücken, Dein Kopf?

Wenn Du möchtest, verändere Deine Lage bis Du ganz bequem liegst.

Nimm 3 tiefe Atemzüge und mit jedem Atemzug sinkst Du tiefer und tiefer in die Entspannung.

Lasse die Gedanken kommen – nimm sie wahr – und dann lasse sie gehen. Die Gedanken kommen und gehen – kommen und gehen.

Sie fliegen dahin wie kleine Wolken am Himmel. – Du darfst sie ziehen lassen, Du darfst loslassen. – Du bist ganz bei Dir.

Eine Welle der Ruhe und Harmonie rollt von Deinem Kopf zum Hals, zu den Schultern, den Armen und Händen, dem Oberkörper, den Beinen und Füßen. *(dreimal wiederholen)*

Mit jeder Welle der Ruhe und Harmonie sinkst Du tiefer und tiefer, wie in ein weiches Bett, in Deine Entspannung.

Du bist ganz ruhig, ganz bei Dir.

In diesem entspannten Zustand lade ich Dich nun zu einer Fantasiereise ein.

Reise

Stelle Dir vor, Du bist in einem Haus und gehst eine Treppe von 6 Stufen hinunter in „Dein" Reich.

An jeder Stufe hängt an der Wand ein Korb, in den Du hineinwerfen kannst, was Du abgeben möchtest.

Gehe nun die Treppe hinunter und prüfe und spüre in Dir, was Du abgeben möchtest.

6 – 5 – 4 – 3 – 2 – 1– 0

Öffne die Tür und schaue Dich um in „Deinem" Reich. – Ein Raum ganz nach Deinem Geschmack und Deinen Wünschen lädt Dich ein.

Du blickst auf ein großes Fenster mit einer Glastür zur Terrasse.

Vor dem Fenster mit Blick nach draußen befindet sich Dein Schlafplatz.

Richte ihn Dir so her, wie es für Dich passt.

Angenehme Klänge begleiten Dich in den Schlaf. *(Leise Entspannungsmusik oder Klangschalentöne ca. 3 Minuten)*

Und nun im Traum siehst Du Buchstaben vor Deinen Augen purzeln.

Jetzt bewegen sie sich tanzend und bilden das Wort „Weite".

Spüre nach wie sich „Weite" in Deinem Körper anfühlt – wie fühlt sich die Weite in Deinen Füßen,

Deinen Beinen, Deinem Oberkörper, Deinen Schultern, Deinen Armen, Deinen Händen, Deinem Kopf an?

Atme Enge aus und Weite ein.

Wie siehst Du aus, wenn Du die Weite fühlst? Was hörst Du? Haben sich auch Deine Worte verändert?

Wie riecht und schmeckt Weite?

Welche Farben erscheinen Dir?

Dein Unterbewusstsein hat nun Zeit „Weite“ für Dich in Bilder zu kleiden.

Alles ist richtig, alles ist erlaubt.

Alles ist okay, weil Du okay bist.

Zur Unterstützung hörst Du nun 3 Minuten ohne Worte angenehme Klänge. *(z. B. Natur-Entspannungs-CD)*

Ich spreche nun wieder zu Dir.

Tanzende Buchstaben schweben vor Deinen Augen. Sie bilden das Wort „Vertrauen“.

Spüre nach, wie sich dieses Wort in Deinem Körper anfühlt.

Wie fühlt sich „Vertrauen“ an in Deinen Füßen, Deinen Beinen, Deiner Wirbelsäule, Deinem Bauch, Deinem Brustraum, Deinem Hals, Deinem Kopf, Deinen Schultern, Deinen Armen und Deinen Händen?

Wie siehst Du aus, wenn Vertauen in und aus Dir strahlt?

Was hörst Du? Wie sprichst Du?

Wie riecht und schmeckt Vertrauen für Dich?

Welche Farben begleiten Dich?

Dein Unterbewusstsein hat nun Zeit, Bilder entstehen zu lassen.

Ca. 3 Minuten wirst Du nun ohne Worte von den Klängen begleitet. *(z. B. ruhige Entspannungs-CD)*

Ich spreche nun wieder zu Dir.

Die Buchstaben, die vor Dir in der Luft schweben, bilden nun das Wort „Freude“.

Spüre nach, wie sich dieses Wort in Deinem Körper anfühlt.

Wie fühlt sich „Freude“ an in Deinen Füßen, Deinen Beinen, Deinem Oberkörper, Deinen Schultern, Deinen Armen, Deinen Händen, Deinem Kopf?

Wie siehst Du aus, wenn „Freude“ in Dir ist und Dich umgibt?

Wie sprichst Du?

Was hörst Du?

Wie riecht und schmeckt „Freude“ für Dich?

Welche Farben begleiten Dich?

Dein Unterbewusstsein hat nun Zeit diese Bilder für Dich umzusetzen – alles ist richtig, weil es Deine Bilder sind!

Nun erlebst Du wieder ca. 3 Minuten ohne Worte. *(musikalische Unterstützung, z.B. Entspannungs-CD, die sanft Freude vermittelt)*

Nun stelle Dir vor, es ist Morgen, und Du erlebst einen wunderschönen Sonnenaufgang.

Erlebe ihn so, wie Du ihn erleben möchtest – vielleicht magst Du nach draußen gehen, vielleicht schaust Du vom Bett aus zu …

Genieße Weite, Vertrauen und Freude beim Betrachten dieses Sonnenaufgangs.

Die Töne der Klangschalen begleiten Dich.

(ca. 3 Minuten)

Bedanke Dich nun für alles, was Du erleben durftest.

Du weißt, voller Weite, Vertrauen und Freude erlebst Du den neuen Tag.

Rückführung

Verlasse nun Dein Reich und steige die 6 Stufen in meiner sprechenden Begleitung wieder hoch.

An jeder Stufe hängt an der Wand ein Korb, aus dem Du Dir alles mitnehmen darfst, was Du für diesen neuen Tag brauchst.

1. Stufe: Du fühlst Dich ganz leicht und froh.
2. Stufe: Weite, Vertrauen und Freude begleiten Dich!
3. Stufe: Gerne bedienst Du Dich aus den Körben, alles darin ist für Dich – für einen wunderschönen neuen Tag.
4. Stufe: Du fühlst Dich wach und wacher.
5. Stufe: Vertrauen, Freude und Weite strahlen aus Dir.
6. Stufe: Du bist ganz wach und machst die Augen auf: Sei willkommen neuer Tag!

Während Du nun in Ruhe auf der Unterlage sitzt, lade ich Dich ein, dem folgenden Text zu lauschen. *(Einführungstext: „Ein neuer Tag" von S. 24)*

Bewegung

Stelle Dich vor das Fenster. Bilde schwungvoll mit den Armen und Händen einen Kreis von den Füßen über Deinen Kopf und zurück. Unterstütze den Schwung, indem Du mit den Knien wippst. *(ca. 6 x)* Ende mit einem zusätzlichen Schwung zum Kopf und strecke die Arme hoch. Die Fingerkuppen berühren sich. Stelle Dir vor, Du bildest einen Kreis voller Vertrauen, Weite und Freude. So schaue aus dem Fenster und bewege Dich in den neuen Tag.

Anmerkung

Weniger ist mehr! Verändern Sie diese Reise Ihren Wünschen und Zielen entsprechend. Ein Buchstabentanz kann effektiver sein als drei. Die Worte „Weite", „Vertrauen", „Freude" können ausgetauscht werden z. B. durch „Leichtigkeit", „Mut", „Gelassenheit", „Ruhe", „Lebendigkeit".

Mut

Mut tut gut.

Mut macht Mut.

Hinter dem Mut liegt tiefes Vertrauen.

Vertraue Dir.

Und dann – sei mutig.

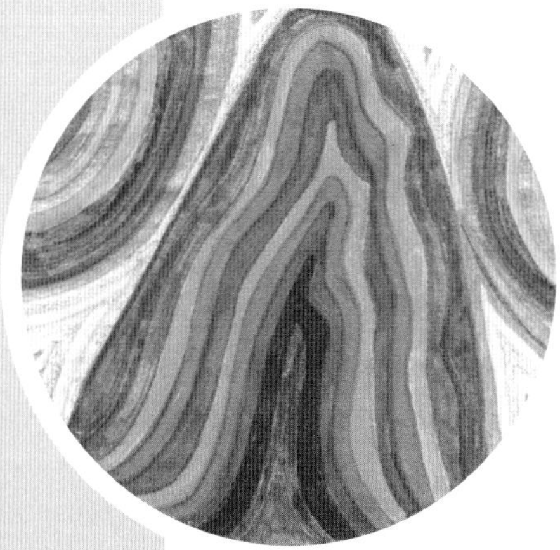

Fantasiereise:

Mut

Einführung

Lege Dich ganz bequem auf Deine Unterlage.

Diese Zeit ist für Dich.

Streiche nun mit Deinen Händen an Deinem Körper hinunter in Richtung Füße.

Vielleicht streichst Du in kurzen Strichen am Bauch herunter oder an den Hüften.

Du bist ganz frei, ganz ruhig.

Du kannst Dir das Streichen auch bildhaft vorstellen.

Stelle dir vor, mit jedem Streichen löst Du psychische und physische Verspannungen.

Mit jedem Streichen in Richtung Füße gibst Du alles ab, was Dich hindert, ganz hier zu sein, ganz für Dich da zu sein.

Mit jedem Streichen bist Du immer ruhiger und ruhiger.

Du bist ganz frei, ganz bei Dir.

Mit jedem Streichen sinkst Du tiefer und tiefer in Deine Entspannung.

Du bist ganz ruhig, Du bist ganz ruhig, Du bist ganz ruhig.

Reise

Ich lade Dich nun ein zu einer Wanderung zum Gipfel eines hohen Berges.

Stelle Dir vor, Du möchtest auf den Gipfel eines hohen Berges steigen.

Von unten siehst Du schwach das Gipfelkreuz.

Diesen Berg möchtest Du so gerne besteigen.

Du freust Dich auf die Blicke hinunter, auf die abwechslungsreiche Landschaft – auf die angenehm warme Sonne – auf den leichten Wind – auf den Frieden und die Freude, die Du schon jetzt in Dir spürst.

Du freust Dich auf die Wanderer, die Dir begegnen. Sie begegnen dem Berg und der Natur mit der gleichen Achtung wie Du.

Du freust Dich auf den kleinen Bergbach, der Dich auf der Wanderung begleitet.

An und in ihm kannst Du Dich immer wieder erfrischen.

Du freust Dich auf die Vollendung – das Erreichen des Gipfelkreuzes.

Du hast gehört, dass ziemlich weit oben drei Kurven sind, in denen der Weg sehr eng ist. An einer Seite ist keinerlei Absicherung.

Mut, Mut, Mut schießt es Dir in den Kopf.

„Ich brauche ganz viel Mut."

Dein Unterbewusstsein unterstützt Deinen Mut, auf diesen Berg zu steigen.

Es schenkt Dir eine wunderbare Idee, ein wunderbares Bild.

Du stellst Dir vor, vor den engen Kurven liegt ein Teppich, mit einem sicheren Geländer.

Wenn Du ihn betrittst, fliegt er mit Dir sicher um diese enge Kurve.

Dieses Bild gefällt Dir. Es begleitet Dich über die gesamte Wegstrecke.

Voller Vertrauen machst Du Dich auf den Weg.

Tiefe Freude, Ruhe, Frieden und Vertrauen sind in Dir.

Du spürst den Boden unter Deinen Füßen – jede Veränderung nimmst Du wahr.

Du hörst das Zirpen der Vögel.

Du riechst die frische Waldluft.

Du siehst die wunderbare Natur.

Du schmeckst die natürliche Frische auf Deiner Zunge.

Hörst Du das Plätschern des Baches?

Schenke Deinen Füßen Abkühlung im klaren Wasser dieses Gebirgsbaches.

Spüre die angenehm warme Sonne auf Deiner Haut.

Spüre den erfrischenden Wind, der durch Deine Haare weht.

Du spürst Freude auf die Herausforderung, um die enge Kurve zu gehen.

Du vertraust auf das Bild von dem Teppich.

Du vertraust auf Deinen Mut, auf Dich.

Lange, ausdauernd, voller Freude und Mut wanderst Du den Berg hinauf.

Und plötzlich stehst Du an der engen Kurve.

Das Bild vom sicheren Teppich ist bei Dir.

Du atmest alle Beklemmungen aus und Mut und Vertrauen ein.

Du gehst, wie von sicherer Hand geführt, um diese enge, gefährliche Kurve.

Danke, bedanke Dich für Dein Vertrauen, Deinen Mut, Dein sicheres Bild.

Nun gehst Du beschwingt weiter – die erste Hürde ist geschafft.

Schnell stehst Du vor der zweiten Kurve.

Jetzt weißt Du: einmal hast Du es geschafft, es wird Dir wieder gelingen.

Voller Mut und Vertrauen und ganz leicht, so als wenn Du fliegst, gehst Du mit sicherem Gefühl um diese Kurve.

Geschafft! Jede Zelle Deines Körpers hüpft vor Freude.

Voller Vertrauen, Stolz, Mut, Freude und Glück gehst Du weiter.

Siehst Du den Adler am Himmel, der majestätisch kreist?

Spüre Deine Dankbarkeit gegenüber dieser unbeschreiblich wunderbaren Natur.

Und schon siehst Du die letzte Kurve.

Du weißt, das ist die letzte Kurve vor dem Gipfelkreuz.

Du bist Dir sicher, dass Du ganz leicht und locker und mit einem sicheren Gefühl in diese Kurve gehst.

Und so ist es!

Du hast es geschafft.

Voller Mut und Vertrauen bist Du um diese Kurve gegangen.

Ganz viel Freude, Mut, Stolz und Vertrauen atmest Du aus und schenkst sie der Natur zum Dank.

Tiefes Vertrauen ist in Dir, dass Du jede Situation, die Dir schwierig vorkommt, meistern wirst.

Danke, danke, danke ruft jede Zelle Deines Körpers.

Du erlebst mit allen Sinnen Deinen Stolz, Deine Freude und Dein Vertrauen.

Ganz beschwingt gelingt Dir der Aufstieg zum Gipfelkreuz.

Du bist überwältigt und genießt.

Tue das, was Du jetzt hier oben tun möchtest – alles ist erlaubt. Ruhige Klänge begleiten Dich.

(ca. 3 Minuten)

Nun wird es Zeit für den Abstieg.

Lasse noch einmal Deine Blicke schweifen.

Bedanke Dich für die herrlichen Erlebnisse, die Du genießen durftest.

Voller Vertrauen, Mut, Stolz und Freude gehst Du nun zurück.

Ganz leicht und fast unbemerkt gehst Du um alle drei Kurven.

Selbstliebe, Selbstvertrauen, Selbstachtung, Selbstsicherheit, Selbstwürdigung begleiten Dich auf Deinem Weg ins Tal.

Voller Freude und Dankbarkeit bist Du jetzt im Tal angekommen.

Rückführung

Stelle Dir nun vor, an Deinem Körper streicht eine vertraute Person von unten – den Füßen – bis zum Kopf.

Du spürst, wie von den Füßen die Energie wieder hochkrabbelt.

Wenn Du magst, kannst Du selber vom Oberschenkel zum Bauch streichen.

Du fühlst Dich federleicht und ganz wach.

Der Kreislauf normalisiert sich.

Du wirst wach und wacher.

Du nimmst Deine Umwelt ganz klar wahr.

Bewege Deine Füße und Hände.

Du bist ganz wach.

Öffne die Augen und recke und strecke Dich.

Bewegung

Feiere Dich für Deinen Mut!

Strecke den rechten Arm aus mit der Handfläche nach unten. Spüre die Verbindung zur Erde.

Drehe die Handfläche nach oben. Spüre die wärmende Sonne.

Klopfe mit der Hand auf Deine linke Schulter. Du hast es geschafft!

Wiederhole diese Bewegung mit dem anderen Arm.

Anmerkung

Diese Ein- und Rückführung ist besonders für Menschen geeignet, die gerne über Berührung wahrnehmen (kinästhetische Wahrnehmung).

B *lühen*
E *rleben*
W *agen*
E *ntdecken*
G *ehen*
U *rvertrauen*
N *utzen*
G *enießen*

Bewegung

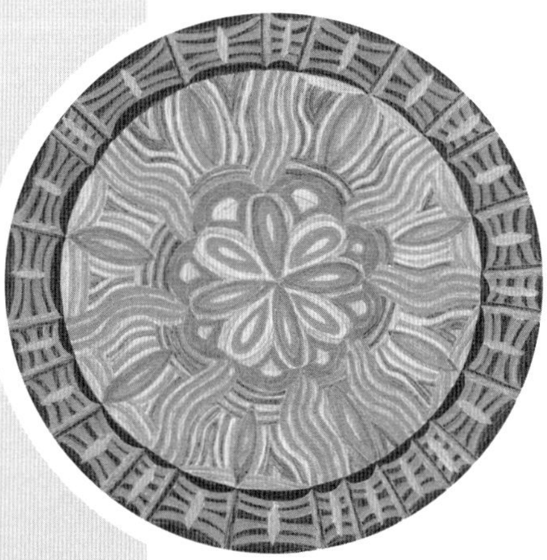

Genieße und nutze Dein Urvertrauen,
um zu gehen und in der
Bewegung zu entdecken,
zu wagen, zu erleben und
Dein Blühen zu genießen.
Bewege Dich!

Bewegung

Einführung

Spüre wie Dein Körper auf der Unterlage liegt.

Wie fühlst Du dich in dieser Lage?

Liegst Du bequem oder möchtest Du etwas verändern? – Dann tue es.

Du weißt, jederzeit kannst Du auch während der Reise Deine Lage verändern.

Spüre nun Deinen Atem.

Du atmest ganz regelmäßig und ruhig. Es atmet Dich.

Nimm nun bewusst einen tiefen Atemzug.

Lasse Deinen Brustkorb mit dem Einatmen ganz weit werden.

Dein Gesicht zeigt ein breites Lächeln.

Halte jetzt für kurze Zeit den Atem an – und nun schicke mit dem Ausatmen alles Belastende aus Dir heraus.

Nimm wieder einen tiefen Atemzug, spüre die Weite in Deinem Brustkorb – und das Lächeln in Deinem Gesicht.

Halte inne und mit dem Ausatmen gib ab.

Und noch einmal atme tief ein, halte an und atme aus. – Lasse nun wieder Deinen Atem fließen.

Es atmet Dich. Es atmet Dich. Es atmet Dich.

Spüre die Ruhe in Dir.

In dieser tiefen Ruhe möchte ich nun mit Dir verreisen.

Reise

Ich möchte Dich mitnehmen auf eine Reise mit dem fliegenden Teppich ans Meer.

Stelle Dir vor, Du gehst auf eine Wiese, und auf dieser Wiese liegt ein großer, bunter Teppich, genau in Deinen Farben.

Du stehst da und staunst.

Der Teppich gefällt Dir gut.

An den Seiten ist er abgesichert wie ein Balkon.

Eine freundliche Person kommt auf Dich zu und lädt Dich ein, auf dem sicheren Teppich – mit ihr als Lenker – in den Süden ans Meer zu fliegen.

Du spürst Vertrauen, Freude und Lust auf diese besondere Art, auf diesem farbenfrohen Teppich ans Meer zu reisen.

Freudig steigst Du ein und die bewegende Reise geht los.

Langsam erhebt sich der Teppich in die Höhe. Du stehst an der sicheren Brüstung und schaust hinunter.

Du erkennst Dein Haus, Deine Straße, Deine Stadt, Dein Land.

Ihr fliegt immer höher und höher.

Unter Dir siehst Du die Wolken.

Es ist, als ob ihr mit den Wolken fliegt.

Was fühlst Du?

Wenn Deine Augen müde sind vom Schauen, lege Dich auf den bunten Teppich.

Wenn Du magst, schließe die Augen und genieße es, so frei getragen zu werden.

Angenehm warm, ganz ruhig und voller Freude kannst Du alle Gedanken fliegen lassen und ganz bei Dir sein.

Der Wind treibt den Teppich voran. Voller Vertrauen lässt Du Dich bewegen.

Du wagst etwas. – Du wagst es, Dich diesem fantastischen Flugmittel anzuvertrauen.

Durch dieses Wagnis erblüht in Dir eine unbändige Freude.

Voller Freude und Neugier stehst Du auf und schaust hinunter.

Der Teppich ist aus der Wolkendecke herausgeflogen.

Du siehst das blaue Meer.

Achtung vor den Wundern der Natur erfasst Dich.

Du siehst, wie die Sonne sich auf dem Meer spiegelt.

Der Wind bewegt das Wasser.

Das Meer ist überquert, und deutlich kannst Du schon Häuser erkennen.

Am Strand siehst Du durch die Sonne weiß schimmernden Sand.

Langsam, ganz langsam sinkt der Teppich hinunter und landet mit Dir und Deiner freundlichen Begleitung am Strand.

Du steigst aus, bedankst Dich für die Begleitung und vereinbarst eine Zeit für den Rückflug.

Dann gehst Du durch den weißen, warmen Sand zum Meer.

Das Wasser rollt über Deine Füße.

Freude und Glück hüpfen in Dir.

Unendlich bewegt begrüßt Du auf Deine Art das Meer.

Die Sonne spiegelt sich im Meer, das in Blautönen schimmert. – Du spürst die Sonne angenehm warm auf Deiner Haut.

Dein Körper und Deine Haare spüren die Bewegung des Windes.

Du bist glücklich und zufrieden.

Du spürst den Frieden des Meeres. Du hörst seinem Wellenspiel zu.

Tue nun, was Du tun möchtest – jetzt hier am Meer.

Vielleicht möchtest Du schwimmen im Wasser – vielleicht am Strand entlanggehen.

Möchtest Du surfen? – Wellenreiten?

Mit dem Boot hinausfahren?

Im Sand eine Burg bauen?

Dich in den Sand legen?

Tue das, was Du möchtest. Tue das, was Deinem Wunsch nach Bewegung oder Ruhe in Dir entspricht.

Meeresgeräusche von der CD *(oder Klangschalentöne oder Ocean Drum)* begleiten Dich.

(ca. 3 Minuten)

Nun wird es Zeit, Dich vom Meer zu verabschieden.

Bedanke Dich für alles, was Du hier erleben durftest.

Nun erwartet Dich Dein Begleiter auf dem wunderschönen Teppich.

Du steigst ein und langsam schwebt ihr in die Höhe, immer höher und höher, bis Du das Gefühl hast, hoch über den Wolken zu fliegen.

Vertrauen, Freude und Glück sind tief in Dir.

Du genießt den Rückflug genau so, wie es Dir gefällt.

Langsam sinkt der Teppich, und Du siehst die Häuser der Stadt, in der Du lebst.

Kannst Du auch das Haus erkennen, in dem Du wohnst?

Jetzt landet der Teppich mit Dir und Deinem Begleiter auf der Wiese.

Bedanke Dich bei Deinem Begleiter für diese wunderbare Reise.

Bedanke Dich bei Deinem fliegenden Teppich.

Bedanke Dich bei Dir für Deinen Mut, dass Du Dich auf diese bewegende Reise eingelassen hast.

Rückführung

Nimm einen tiefen Atemzug und spüre die Weite Deines Brustkorbs und das Lächeln auf Deinem Gesicht.

Lasse den Atem kraftvoll fließen und mache Dich auf den Weg von der Wiese hier auf Deine Unterlage.

Spüre Deinen Körper.

Nimm Deine Umgebung wahr.

Bewege Deine Füße und Hände, recke und strecke Dich und öffne die Augen.

Bewegung

Drehe Dich auf der Stelle mit parallel ausgestreckten Armen – mal links – mal rechts herum – in Deiner Geschwindigkeit. So stärkst Du Deine Mitte.

Anmerkung

Bei Allergikern, z. B. Hausstauballergie, verändern Sie bitte den Teppich, entweder in „mit reinen, glatten Fasern" oder in einen Heißluftballon mit Korb.

Sonne

Lasse Dich wärmen vom Licht der Sonne.

Lenke die Sonnenstrahlen da hin,
wo Du wärmend begleitet werden möchtest.

Genieße die Wärme auf und in Deinem Körper.

Lasse es zu, dass Dein Herz von der wärmenden
Sonne berührt wird.

Spürst Du, wie sich Freude und Glück
in Dir ausbreiten?

Und das nur durch ein wenig Wärme.

Danke, liebe Sonne.

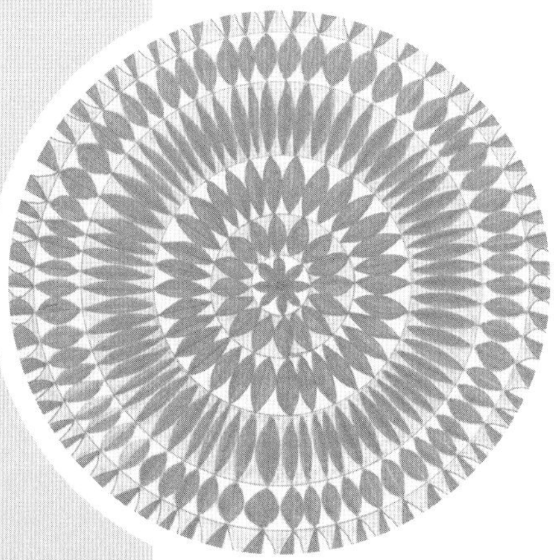

Fantasiereise:

Sonne

Einführung

Schaue mit geschlossenen Augen in Deinen Körper.

Liegst Du bequem oder siehst Du Druckstellen?

Verändere Deine Lage so, dass Du sehr bequem liegst.

Stelle Dir nun vor, vom Kopf bis zu den Füßen erhellt ein Sonnenstrahl Deinen Körper.

Er nimmt alles weg, was Dich belastet.

Vom Kopf bis zu den Füßen erhellt ein Sonnenstrahl Deinen Körper und nimmt alles Belastende fort.

Vom Kopf bis zu den Füßen erhellt ein Sonnenstrahl Deinen Körper und nimmt alles Belastende fort.

Nun bist Du ganz frei, ganz gelöst – ganz frei, ganz gelöst – ganz frei, ganz gelöst.

Du sinkst in Deine Unterlage wie in ein weiches Bett.

Ruhig, frei, gelöst und angenehm warm nehme ich Dich nun mit auf eine Reise.

Reise

Stelle Dir vor, Du sitzt auf einem sicheren Hochsitz am Waldrand.

Es ist ein herrlicher Sommertag.

Ganz angenehm warm scheint die Sonne hier im Schatten der Bäume auf Dich.

Ein leichter Wind berührt Deine Haut.

In diesem sicheren Hochsitz bist Du dem Himmel und der Sonne sehr nah.

Und plötzlich siehst Du, wie ein Sonnenstrahl, ein heller Lichtstrahl auf Dich zukommt.

Du hörst, wie er zu Dir mit klarer Stimme sagt: „Du darfst über mich verfügen – ich bin für Dich da. – Schick meine Wärme und sonnige Klarheit in Deinen Körper. Dahin, wo Du sie brauchst. Dahin, wo meine angenehme Wärme und sonnige Klarheit, mein erhellendes Licht Dir gut tut.“

Du bittest den Sonnenstrahl, Dich äußerlich in seine Wärme, seine Klarheit und sein Licht einzuhüllen.

Sofort spürst Du die Wärme und lichtvolle Klarheit um Deinen Körper herum.

Dieser Sonnenstrahl hat einen Kokon um Dich gebildet aus Wärme, Klarheit und Licht.

Du fühlst Dich geborgen, zufrieden und ganz frei in Dir.

Wieder spricht der Sonnenstrahl zu Dir: „Nun begleite ich Dich auf Deiner Reise durch Deinen Körper."

Immer, wenn Du spürst, dass ein Körperteil im Schatten steht, dann beschenke es mit Wärme, Klarheit und Licht von Deinem Sonnenstrahl.

Gehe nun mit Deinem Gespür in Deine Füße.

Spüre genau nach, ob und wo Du die Hilfe des Sonnenstrahls brauchst.

Fühle in Deine Unterschenkel, Deine Knie, Deine Oberschenkel, Deine Hüften, Deine Wirbelsäule.

Spüre nach, wo Dir Dein Sonnenstrahl besonders gut tut.

Wenn Du es willst, kannst Du sofort den Sonnenstrahl verschicken, den Sonnenstrahl ganz gezielt einsetzen.

Nun empfinde, wie Dein Unterleib sich anfühlt – Dein Bauchraum – Dein Brustraum – und alle Organe, die sich in diesen Bereichen befinden.

Lasse Dir Zeit, und spüre in Dich hinein. Wo benötigst Du den Sonnenstrahl besonders?

Spüre, wie gut er tut.

Nun beachte Deinen Hals – Deine Schultern – Deine Arme und Hände.

Wie fühlen sie sich an ohne und mit Deiner wunderbaren sonnigen Unterstützung?

Spüre jetzt in Dein Gesicht – Deine Augen – Deine Ohren – Deine Nase – Deinen Mund.

Du darfst so viel Wärme, Klarheit und Licht verschicken, wie Du möchtest

Beachte Deinen gesamten Kopf und Deine Haare.

Sende so viel Licht, Klarheit und Wärme, wie es sich für Dich so richtig gut anfühlt.

Fühle nach, ob Du nun im gesamten Körper im Einklang bist mit Dir.

Findest Du noch eine Stelle, die im Schatten steht und Wärme, Klarheit und Licht braucht?

Du weißt, jederzeit im Alltag kannst Du den Sonnenstrahl neu verschicken.

Bedanke Dich nun bei diesem kräftigenden Sonnenstrahl für seine Begleitung und Unterstützung und für seine immerwährende Hilfe.

Betrachte dankbar die herrliche Umgebung.

Voller Freude, angenehmer Wärme, Klarheit und Licht steige nun die Treppe hinunter.

Spüre den Waldboden unter Deinen Füßen.

Rückführung

Mache Dich jetzt auf den Weg vom Waldrand zu diesem Entspannungsraum, auf Deine Unterlage.

Spüre bewusst Deinen Körper.

Nimm die Geräusche im Raum und draußen wahr.

Recke und strecke Dich.

Öffne Deine Augen.

Bewegung

Beschreibe mit den Armen einen Kreis um Deinen Körper vom Kopf bis zu den Füßen und wieder zurück *(ca. 3 x)*. – So eingepackt bist Du in Deinem Sonnenstrahl!

Zum Schluss bedanke Dich auf Deine Art, z. B. Arme hoch – die Handflächen zeigen zum Himmel oder die Handflächen zusammengelegt vor die Brust, der Kopf ist etwas gesenkt.

Anmerkung

Diese Reise gibt Kraft, Zuversicht und stärkt das Vertrauen in sich.

Lieben

L *ebendigkeit*

I *nsel*

E *rleben*

B *eachtung*

E *ntdecken*

N *atur*

Entdecke Deine Natur.

Erlebe Deine Lebendigkeit.

Schenke Dir Beachtung.

Dann entdeckst Du die Insel der Liebe in Dir

und nur von hier kannst Du Dich

und dann die Anderen lieben.

Bewahre Dir Deine Insel der Liebe!

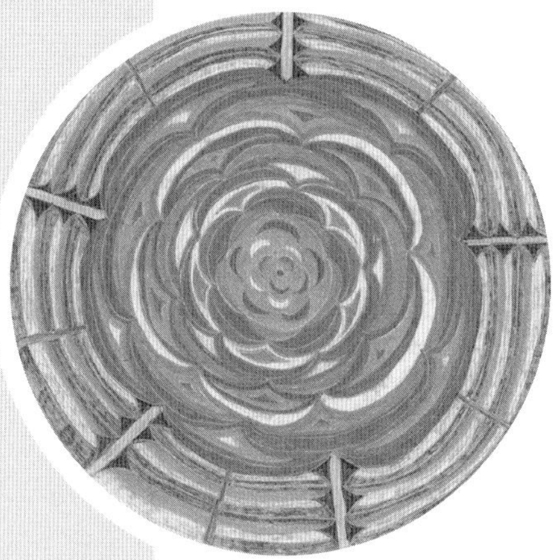

Lieben

Einführung

Beachte Deine Lage.

Spüre wie Du liegst.

Probiere aus und entdecke Deine bequeme Körperlage.

Lasse Deine Gedanken kommen, schaue sie Dir kurz an und dann lasse sie gehen – kommen und gehen – kommen und gehen.

Vom Kopf bis zu Deinen Füßen rollt eine Welle der Ruhe und Harmonie.

Die Welle der Ruhe und Harmonie rollt vom Kopf bis zu den Füßen.

Vom Kopf bis zu den Füßen rollt eine Welle der Ruhe und Harmonie.

Du sinkst tief in Deine Unterlage wie in ein weiches Bett.

Wie in ein weiches Bett sinkst Du tief in Deine Unterlage.

Tief sinkst Du in Deine Unterlage wie in ein weiches Bett.

Ruhig und ganz bei Dir, so nehme ich Dich nun mit auf eine Reise.

Reise

Stelle Dir vor, eine Person, die Du sehr magst, schenkt Dir eine langstielige Rose mit einer großen Blüte genau in Deiner Farbe.

Du bedankst Dich herzlich für die Rose.

Da die Person jetzt geht, verabschiedet ihr euch liebevoll.

Du stehst da, mit der wunderschönen Rose in Deiner Hand und schaust sie zärtlich an.

Dann kommt Dir eine Idee – diese Rose ist der Schlüssel zu dir.

Schnell holst Du eine lange, schmale Vase, genau passend für diese Rose.

Du füllst sie mit warmem Wasser, schneidest die Rose am Stiel an und stellst sie in die Vase.

Jetzt trägst Du die Vase mit der Rose an Deinen Lieblingsplatz – vielleicht in Deiner Wohnung – vielleicht auf Deinem Balkon oder in Deinem Garten. Such Dir den Platz aus, an dem Du gerne verweilst.

Stelle die Vase ganz in Deine Nähe – so dass Du die Rose anschauen und berühren kannst.

Beginne mit dem Stiel. Deine Augen sehen sofort die Dornen. Ja, Dornen hast Du auch – gut, dass Du Dornen hast. Sie haben eine Schutzfunktion. – Deine Dornen können vor Wut funkelnde Augen sein – Deine Dornen können spitze, verletzende Worte sein – Deine Dornen können taube Ohren sein – Deine Dornen können abweisende Gesten sein.

Spüre nach, welche Dornen Du zeigst, wenn Deine Schutzgrenze überschritten wird.

Nun berühre die Dornen ganz liebevoll vom Stielansatz. Die Dornen, die den Sicherheitsabstand fordern, bieten Schutz – Schutz für die Rose.

Der Stiel – wie fühlt er sich an? – Spüre ihn.

Wie fühlt sich Dein Stiel – Deine Wirbelsäule – an?

Widerstandsfähig und gerade oder etwas gekrümmt und nachgiebig? Hat sie schwer zu tragen unter der Last Deines Alltags oder geht sie leicht und unbeschwert durchs Leben.

Und nun betrachte die herrliche Blüte.

Ist sie aufgeblüht oder ganz geschlossen?

Zeigt sie ihre ganze Schönheit?

Zeigst Du Deine ganze Schönheit oder bist Du lieber eingeschlossen – verschlossen?

Rieche mal an der Blüte – duftet sie?

Duftest Du gerne? Welche Düfte gefallen Dir am Besten?

Berühre diese wunderbar samtigen Blütenblätter.

Trägst Du gerne samtig weiche Stoffe? Welche Stoffe bevorzugst Du?

Stelle dir nun vor, Du siehst Dich mit der Rose im Spiegel.

Was siehst Du, was empfindest Du?

Stehst Du genauso königlich und graziös in der Welt wie diese Rose?

Liebst Du Dich, Deine Dornen, Deinen Körper, Deine Blüte? – Nur wenn Du Dich liebst, kannst Du andere lieben.

Was liebst Du am meisten an Dir?

Fünf Minuten genieße die Ruhe und die Bilder, die Dein Unterbewusstsein Dir schickt.

Jederzeit im Alltag kannst Du Dir dieses Bild von der Rose wieder holen und in Verbindung treten mit Deiner Schönheit und Deiner Liebe zu Dir.

Bedanke Dich für die Erlebnisse, die Du mit der Rose haben durftest.

Rückführung

Mit den fröhlichen Klängen des Klangspiels mache Dich nun auf den Weg zurück in diesen Raum.

Spüre Deine Leichtigkeit und Freude.

Leicht und freudig bist Du ganz wieder da.

Leicht und freudig hörst Du alle Geräusche um Dich herum.

Bewege Dich wie Du es magst.

Öffne die Augen.

Bewegung

Umarme Dich und löse diese Umarmung, in dem Du die Arme weit ausbreitest. Die Handflächen zeigen nach oben *(ca. 6 x).* Dann schickst Du Deine Liebe in die Welt.

Anmerkung

Sehr schön ist es, wenn jeder Teilnehmer nach dieser Reise eine Rose aussuchen und mitnehmen darf. Dann bleibt diese Reise noch länger präsent.

Frieden in Dir.

Tiefer Frieden in Dir breitet sich aus
über Deine Grenzen hinaus
und berührt Dein Umfeld.

Schenke Dir und Deinen Mitmenschen
viele friedvolle Gedanken.

Dann sei sicher –
Zufriedenheit breitet sich aus.

Zufriedenheit

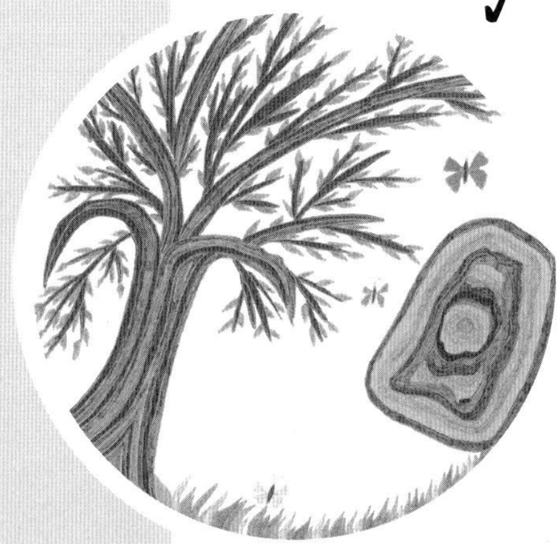

Zufriedenheit

Einführung

Spüre nach wie Dein Körper auf der Unterlage liegt.

Wenn Du magst, verändere Deine Lage so, dass Du sehr bequem liegst.

Atme aus, was Du abgeben möchtest und atme tiefe Ruhe ein.

Atme aus und ein – aus und ein.

Nun lass Deinen Atem fließen.

Es atmet Dich. Es atmet Dich. Es atmet Dich.

Spüre eine angenehme Wärme in Dir – angenehm warm fühlst Du Dich, ganz angenehm warm.

Ruhe breitet sich aus – Ruhe breitet sich aus – Ruhe breitet sich aus.

Du bist ruhig und gelöst, ruhig und gelöst, ruhig und gelöst.

Reise

Ich möchte Dich mitnehmen auf eine Reise –
eine Reise zu einem großen Garten.

Du siehst ein weißes, mit Rosen umranktes Tor.

Die Rosen blühen.

Wenn Du magst, geh dicht heran und nimm ihren Duft in Dich auf.

Du öffnest das Tor und gehst hindurch.

Dichter, saftiger, grüner Rasen trägt Dich.

Viele weiße Gänseblümchen wachsen darauf.

Sie recken ihre Köpfe zur Sonne.

Eingezäunt ist der Garten durch große schattenspendende Bäume.

Darunter stehen Bänke.

In einer Ecke ist ein Schwimmbecken in den Boden eingelassen.

Das Wasser bewegt sich mit dem Wind.

Die Sonne lässt es bläulich strahlen.

Du stehst da und staunst.

Tiefe Ruhe ist in Dir – tiefer Frieden.

Du spürst die Sonne auf Deiner Haut.

Sie scheint angenehm warm.

Leicht streicht der Wind durch Dein Gesicht.

Du gehst zu einem alten Baum.

Wenn Du magst, setze Dich darunter auf die Bank.

Der Baum spendet Dir Schatten.

Sein dicker, kraftvoller Stamm wurzelt tief in der Erde.

Die weitverzweigten Äste wölben sich wie ein Dach über Dich.

Die grünen, zarten Blätter bewegen sich im Wind.

Von Deinem Platz unter dem Baum schaust Du in den blauen Himmel.

Deine Gedanken ziehen wie die Wolken dahin – sie kommen und gehen – kommen und gehen – kommen und gehen.

Riechst Du den Duft des frisch geschnittenen Rasens?

Im Baum sitzen Vögel.

Hörst Du ihr Zwitschern?

Lass Deinen Blick durch den Garten streifen.

Du siehst das klare, strahlende Wasser im Schwimmbecken.

Du möchtest es auf Deiner Haut spüren.

Folge der Einladung des Wassers.

Nimm Dir Zeit, die Begegnung mit dem erfrischenden Wasser zu spüren und zu genießen.

Vielleicht werden Erinnerungen in Dir wach.

Lasse sie kommen – und – gehen.

Du spürst das kühle Wasser auf Deiner Haut.

Du siehst, wie die Strahlen der Sonne auf der Wasseroberfläche glitzern.

Der Wind bewegt das Wasser.

Du fühlst Dich wohl.

Rundum wohl und zufrieden.

Zufriedenheit – tiefer Frieden ist in Dir.

Du denkst an Deine Lieben.

Wem besonders möchtest Du hier und jetzt diesen Frieden schenken?

Du weißt, diese Zufriedenheit, dieser Frieden wird auch im Alltag aus Dir strahlen und Du kannst ihn immer wieder aktivieren, indem Du an diese Gartenerlebnisse denkst und Dich in sie hineinfühlst.

Jetzt ist es Zeit, Abschied zu nehmen.

Lasse Deinen Blick über das schillernde Wasser gleiten.

Bedanke Dich für die Erfrischung.

Nun gehe über den weichen Rasen zurück zum Tor.

Spüre den weichen Rasenteppich unter Deinen Füßen.

Du bist am Tor angekommen.

Verabschiede Dich nun von den Rosen, so – wie Du es magst.

Rückführung

Nun hole ich Dich zurück, indem ich von 6 bis 1 rückwärts zähle.

6 – 5 – 4 – 3 – 2 – 1

Arme kräftig anwinkeln und ausstrecken – anwinkeln und ausstrecken – anwinkeln und ausstrecken und die Augen auf.

Recke und strecke Dich.

Herzlich Willkommen.

Bewegung

Öffne Deine Arme – dann lege eine Hand mit der Handfläche auf die Brust und die andere darüber. *(ca. 6 x)*

Spüre Deinen Frieden – Deine Zufriedenheit.

Anmerkung

Nach der Bewegung können Sie den Anfangstext noch einmal vorlesen. Er rundet die Reise ab.

Lass mich in Ruhe.

Lass mich allein.

Lass mich bei mir sein.

Der Andere soll mich lassen. –

Aber – lasse ich mich selber?

Bin ich gelassen?

Schenke Dir Gelassenheit.

Lassen

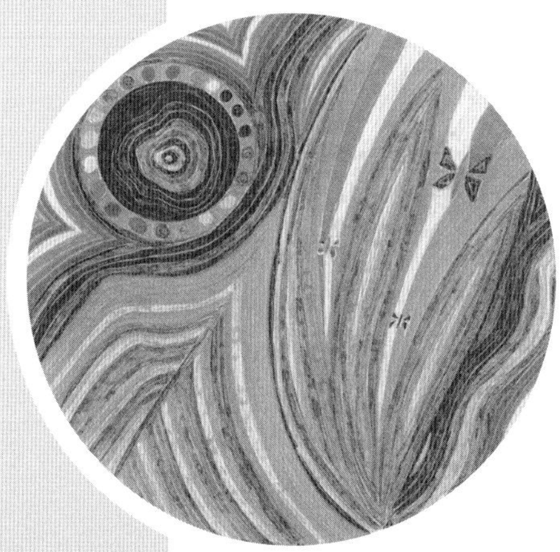

Lassen

Einführung

Du bist hier an einem Ort, an dem Du Dich sein lassen darfst wie Du bist.

Spüre nach wie Dein Körper gelassen, ganz bequem liegen möchte.

Jederzeit kannst Du diese Körperhaltung verändern.

Diese Zeit ist die Zeit für Dich.

Gedanken, die kommen, lass kommen – schau sie Dir kurz an und dann lass sie gehen.

Kommen und gehen – kommen und gehen.

Sie fliegen dahin wie kleine Wolken am Himmel.

Sie werden immer kleiner und ziehen langsam weiter.

Du darfst loslassen – Du darfst loslassen – Du darfst loslassen.

Du bist ganz ruhig – Du bist ganz ruhig – Du bist ganz ruhig.

Ruhig und gelöst nehme ich Dich nun mit auf eine Reise.

Reise

Stelle Dir vor, Du bist an dem Ort, an dem es Dir sehr, sehr gut geht – an dem Du Dich sehr wohl fühlst.

Ganz in der Nähe steht ein großer Brunnen.

Wirf alles hinein, was Dich im Moment belastet, was Dich hindert, ganz bei Dir zu sein.

Wirf alles hinein!

Jetzt bist Du ganz frei, ganz bei Dir.

Lass Dich – lebe Dich!

Spüre nach, wie Du Dich in diesem freien, gelösten Zustand fühlst.

Wie fühlt Dein Körper sich an?

Nun tue an Deinem Wohlfühlort alles, was Du gern tun möchtest.

Höre alles, was Du gerne hören möchtest.

Sehe alles, was Du sehen möchtest.

Schmecke alles, was Du schmecken möchtest.

Rieche alles, was Du riechen möchtest.

Bewege Dich so, wie Du Dich bewegen möchtest.

Lasse alles zu – alles ist erlaubt.

Lasse alles zu, was Dich so richtig glücklich macht.

Lasse alles zu, was sich gut anfühlt und Dir ein unendliches Gefühl der Zufriedenheit gibt.

Ca. 10 Minuten spreche ich nun nicht zu Dir *(siehe auch unter Anmerkung).*

Genieße Deine Gelassenheit – Dein Unterbewusstsein wird diese Zeit für Dich mit Deinen Bildern und Gefühlen füllen.

Lasse alles zu.

Du weißt nun, wie es sich anfühlt mit allen Sinnen Deine Freude, Zufriedenheit, Mut, Gelassenheit und Ruhe zu spüren. Dich zu lassen.

Die Bilder dieser Reise kannst Du Dir jederzeit im Alltag wieder holen.

Sie helfen Dir, Dich zu lieben und zu achten.

Nur, wenn Du Dich lässt, Dich so sein lässt, wie Du bist, kannst Du ganz bei Dir sein und gleichzeitig Dein inneres Strahlen, Deine innere Gelassenheit auf Deine Umwelt übertragen.

Wenn Du Dich lässt, kannst Du jeden anderen Menschen lassen, achten und unterstützen in seinem Sosein, in seiner Ganzheit von Körper, Geist und Seele.

Bedanke Dich für die Sinneswahrnehmungen, die Du an diesem sicheren Ort hattest.

Gehe nun wieder zum Brunnen.

Auf der breiten Mauer stehen viele Kästen in bunten Farben.

Nimm aus jedem Kasten das heraus, was Du brauchst, um Gelassenheit und Freude im Alltag zu leben – um Dich zu leben.

Nimm alles, was Du nehmen möchtest.

Alles ist erlaubt.

Rückführung

Ganz gefüllt, voller Gelassenheit, Freude und Wohlgefühl mache Dich in Deinem Rhythmus auf den Weg zurück in den Seminarraum.

Genieße eine Minute Ruhe. Dann beginnt die Rückführung.

Die Arme dreimal kräftig anwinkeln und ausstrecken.

Atme dabei tief ein und aus.

Öffne die Augen.

Bewegung

Bewege Dich nun – nach vorgegebener Musik oder ohne Musik – so wie es Dir gefällt.

Anmerkung

Besprechen Sie bitte vorher, ob die Teilnehmer in der 10 Minuten-Sprechpause Entspannungsmusik hören möchten, andere Klangunterstützung oder Ruhe erleben möchten.

Einführung und Rückführung können kurz und prägnant sein, da sie im Text weitergeführt und vorbereitet sind.

Diese Reise fördert Selbstvertrauen, Selbstachtung und Selbstliebe.

Der See

In tiefer Ruhe liegt der See.

Die Sonne lässt das Wasser strahlen.

Schaue auf den See und erlebe die Verbindung
zwischen dem kühlenden Wasser und
dem strahlend warmen Licht der Sonne.

Erlebe die Dualität in Dir.

Lasse in der Ruhe des Sees alles zu,
was Dich berührt.

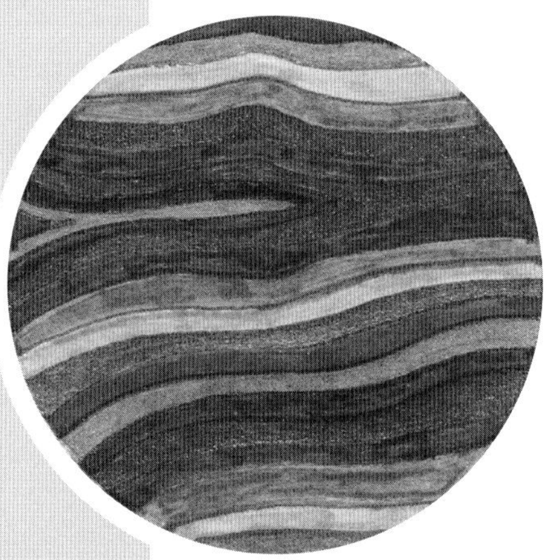

Der See

Einführung

Du darfst ganz bequem liegen.

Wie liegen Deine Arme, Deine Beine, Dein Kopf, Deine Wirbelsäule, Dein Becken?

Spüre in Dich hinein und wenn Du magst, verändere Deine Lage.

Lege Dich so hin, dass es Dir richtig gut geht.

Nimm drei tiefe Atemzüge in Deinem Rhythmus.

Nun lasse den Atem fließen.

Es atmet Dich. Es atmet Dich. Es atmet Dich.

Du bist ganz ruhig – Du bist ganz ruhig – Du bist ganz ruhig.

Ruhig und gelöst begleite ich Dich nun auf einem Spaziergang.

Reise

Stelle Dir vor, Du gehst auf einem breiten Waldweg.

Durch die Bäume blinzelt die Sonne Dich an.

Ein erfrischender Wind streift über Deine Haut und bewegt leicht die Kronen der Bäume.

Du riechst den Wald. Dieser Geruch weckt Erinnerungen in Dir.

Du hörst die Vögel – den klopfenden Specht – den Kuckuck.

Welche Vögel hörst Du noch?

Du siehst die Sträucher mit den wilden Brombeeren und schon hast Du den Brombeergeschmack auf der Zunge.

Nun biegst Du ab auf einen schmalen, bemoosten Waldweg.

Hier haben Holzfäller gearbeitet.

Viele Baumstämme liegen kreuz und quer über dem Weg.

Du steigst, springst, gehst, balancierst.

Plötzlich zweigt ein Weg ab mit dem Wegweiser „Zum See".

Du freust Dich, mitten im Wald einen See zu finden.

Du gehst den Weg zum See.

Da liegt er vor Dir – der See.

Eine Oase der Ruhe und Stille.

Die Sonne lässt das Wasser strahlen.

Ihr Licht glitzert auf der Wasseroberfläche.

Es spiegelt sich im See.

Ein leichter Wind bringt das Wasser in Bewegung.

Viele Holzbänke laden Dich ein, Platz zu nehmen.

Da Du allein bist am See, kannst Du Dir Deine Bank aussuchen.

Du siehst, wie der Wind mit dem Wasser spielt – es leicht in Bewegung setzt.

Du spürst, wie angenehm warm die strahlende Sonne ihr Licht verbreitet.

Das kühle Wasser und die warme Sonne verbinden sich.

Auf einmal wird Dir bewusst: „Ja, ich habe auch eine kalte und eine warme Seite."

Abgrenzung und Zuneigung.

Bewegung und Ruhe.

Leben und Tod.

Trauer und Freude.

Alles hat seine Zeit.

Alles findet eine Verbindung, und diese Verbindung der Gegensätze heißt L E B E N.

Genieße – genieße den See – die Sonne, den Wind – den Geruch von Waldluft und Wasser, den mit Wald und See verbundenen Geschmack – das Zwitschern der Vögel.

Plötzlich ziehen dunkle Wolken auf und es regnet kräftig.

Schnell stellst Du Dich unter die Krone eines großen einladenden Baumes.

Hier bist Du geschützt.

Schon bald ziehen die dunklen Wolken weg.

Die Sonne scheint – und über dem See am Himmel, so als ob er im See beginnt und endet, siehst Du einen herrlichen, bunten, klaren, wunderschönen Regenbogen.

Dieser Regenbogen in seiner Farbvielfalt fasziniert Dich.

Du stehst am See und erlebst die Natur mit allen Sinnen.

Bedanke Dich nun für alle Erlebnisse, die Du im Wald und am See hattest.

Verabschiede Dich und gehe durch den Wald zurück.

Du weißt, die Ruhebilder sind jederzeit im Alltag abrufbar.

Rückführung

Aufgetankt mit Ruhe und vielfältigen Erlebnissen führe ich Dich nun zurück in Deinen Alltag.

Nimm drei tiefe Atemzüge.

Bewege die Hände und Füße.

Öffne die Augen.

Bewegung

Beschreibe mit Deinen Armen und Händen dreimal „Deinen" Regenbogen.

Führe die Arme im Bogen von links nach rechts und von rechts nach links. Gehe mit dem ganzen Körper mit.

Folge Deinen Händen mit den Augen.

Anmerkung

Nach dieser Reise bietet es sich an, den „eigenen" Regenbogen zu malen.

Ordnung

O *ase*

R *uhe*

D *u*

N *atur*

U *rvertauen*

N *eubeginn*

G *anzheit*

Finde Deine Ordnung.

Ordne so, wie es Dir entspricht.

*Halte Ordnung aus Deiner Natur heraus,
Deiner Ganzheit von Körper, Geist und Seele
entsprechend, auf dem Hintergrund
Deines Urvertrauens.*

*Dann findest Du in Dir den Neubeginn
für Deine Oase der Ruhe und Geborgenheit.*

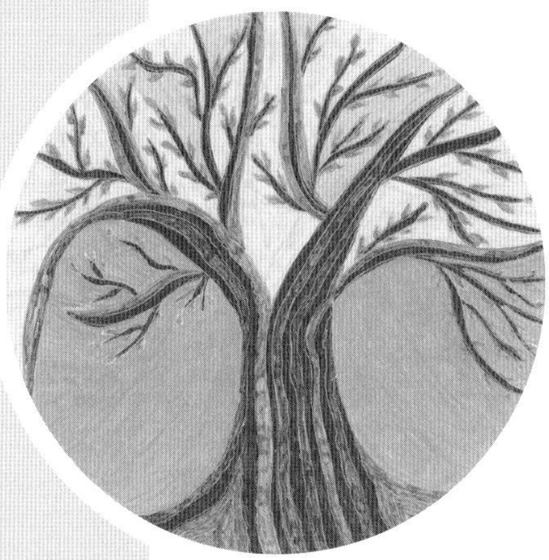

Ordnung

Einführung

Ordne Dich – ordne Dich so, dass Du sehr bequem liegst.

Du darfst genießen.

Genieße Deine bequeme Lage.

Atme aus, was Du abgeben möchtest und atme tiefe Ruhe und Harmonie ein.

Atme aus, was Du abgeben möchtest und atme tiefe Ruhe und Harmonie ein.

Atme aus, was Du abgeben möchtest und atme tiefe Ruhe und Harmonie ein.

Tiefe Ruhe und Harmonie breiten sich in Dir aus.

Tiefe Ruhe und Harmonie breiten sich in Dir aus.

Tiefe Ruhe und Harmonie breiten sich in Dir aus.

In dieser Ruhe und Harmonie begleite ich Dich nun auf einer Reise.

Reise

Ich möchte Dich heute mitnehmen zu Deinem Baum – zu Deinem Eichenbaum im Frühling.

Stelle Dir vor, Du stehst vor diesem Baum. Sein Stamm ist dick, seine Rinde rissig. Dicke, lange, feste Wurzeln lassen sich erahnen.

Der Stamm verzweigt sich in dickere und dünnere Stämme, aus denen zarte Äste wachsen.

Der Baum hat eine riesengroße Krone – wie ein Dach beschützt sie Dich.

Stelle Dich an den dicken Stamm, berühre seine Rinde und spüre die Kraft und Energie, die dieser alte Baum – diese dicke Eiche – in sich trägt und Dir schenkt.

Nimm die Kraft der Eiche in Dich auf.

Und nun schaue hoch, wie dieser Baum gewachsen ist.

Er ist, so wie er ist, ein perfekter Baum.

Ein perfekter Baum mit Krümmungen, Rissen in der Rinde – wunderschön und perfekt!

Dieser Baum hat seine ihm eigene Ordnung.

Die Ordnung, die ihn wunderschön und perfekt sein lässt.

Dieser Baum ist eine Oase der Ruhe und eine Insel zum Auftanken für Dich.

Und nun gehe in Gedanken zu Dir. Nimm Dir einen Stuhl, eine Bank, einen Liegestuhl oder lege Dir eine Decke, die Dir gut gefällt, unter den Baum.

Genieße die Ruhe, die Kraft des Baumes, die wärmende Sonne, die durch die Zweige blinzelt und den leichten Wind, der die Äste bewegt.

Nun stelle Dir vor, wie Du neben dem Baum stehst – genauso vollkommen, genauso perfekt. Du bist ganz vollkommen in Deiner Ganzheit von Körper, Geist und Seele.

Betrachte Dich, wie Du nun in Deiner Lieblingskleidung – in Deinen Lieblingsfarben – um den Baum tanzt. Du bewegst Dich in Deiner Vollkommenheit in Deiner Ordnung.

Genieße Dich!

Und nun schaue auf die kleinen Knospen an den dünnen Ästen; hier möchte etwas Neues entstehen – neue Blätter.

Was möchte jetzt bei Dir Neues entstehen? Male es Dir aus in allen Formen und Farben – sei kreativ!

Durch die Kraft und Energie des Baumes spürst Du tiefes Vertrauen zu Dir, zu Deiner inneren und äußeren Ordnung.

Er bietet Dir immer, wenn Du es wünschst, auch jederzeit im Alltag durch die Gedanken an ihn, eine Oase der Ruhe, der Ordnung und des Vertrauens.

Bedanke Dich bei Deinem Eichenbaum für seine Unterstützung und mache Dich auf den Rückweg hier in den Raum.

Rückführung

Helle, fröhliche Klänge des Klangspiels begleiten Dich.

Spüre, wie Du Dein Umfeld immer mehr wahrnimmst.

Du bist ganz wach, ganz hier – ganz wach, ganz hier – ganz wach, ganz hier.

Recke und strecke Dich und öffne die Augen.

Bewegung

Stelle Dich vor ein Fenster und umarme den Baum. *(ca. 6 x)*

Gehe dabei ein paar Schritte vor und zurück. Ordne die Bewegung, wie Du es magst.

Anmerkung

Vor oder nach der Bewegung bietet es sich an, auf Papier oder Leinwand – mit Öl-, Wachs-, Acryl- oder anderen Farben – „Neues" in der eigenen Farbkomposition entstehen zu lassen. Der Begriff „Ordnung" bekommt durch das freie Malen – Spielen mit Farbe – noch einmal eine andere Sichtweise.

Farben

F *inden*
A *chtung*
R *eichtum*
B *lühen*
E *ntdecken*
N *eubeginn*

Finde die Farben in Dir.
Beginne Dich neu zu entdecken.
Blühe auf und zeige Deinen Reichtum
und Deine Achtung vor Dir.
Spiele mit den Farben Deines Lebens!

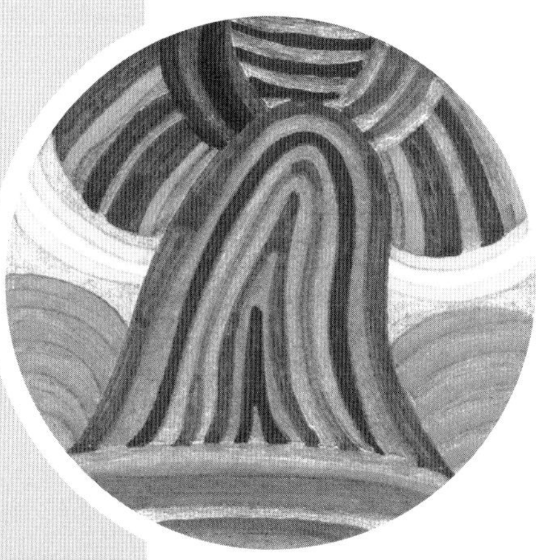

Fantasiereise:

Farben

Einführung

Diese Zeit ist die Zeit für Dich.

Du darfst entspannen.

Spüre Deinen Körper und schenke ihm eine entspannte, bequeme Lage.

Gedanken, die kommen, lasse kommen – und – gehen, kommen – und – gehen, kommen – gehen.

Sie fliegen dahin wie die Wolken am Himmel.

Höher und höher – höher und höher – höher und höher.

Du bist ganz ruhig. Du bist ganz ruhig. Du bist ganz ruhig.

Ruhig und gelassen nehme ich Dich nun mit auf eine Reise.

Reise

Stelle Dir vor, Du wanderst einen Berg hoch.

Genieße die angenehm, warme Sonne auf Deiner Haut – spüre den leichten Wind, der durch Deine Haare weht.

Spüre die Beschaffenheit des Bodens unter Deinen Füßen.

Schaue in die Landschaft und genieße alles, was Du siehst.

Höre den zwitschernden Vögeln zu. Wecken sie in Dir eine Erinnerung?

Etwas seitlich vom Weg siehst Du einen Pavillon, der Dich zum Entdecken einlädt.

Du öffnest die Tür und siehst den ganzen Raum und die Einrichtung in roter Farbe. Rot ist die Farbe der Kraft und der Stärke. Wenn Du magst, setze Dich und tanke auf in der Farbe Rot.

Schon bald spürst Du Kraft und Stärke auch in Dir.

Ganz kraftvoll kannst Du nun Deinen Weg weiter fortsetzen.

Genieße alles, was Dir am Wegrand begegnet.

Hörst, siehst und spürst Du den kleinen Bach, der munter daher plätschert?

Und wieder lädt Dich ein Pavillon ein.

Als Du eintrittst, begrüßt Dich die Farbe Orange. Orange steht für Lebenslust und Lebensfreude.

Ruhe Dich aus und nimm die Farbe Orange ganz in Dich auf.

Voller Lebensfreude setzt Du nun Deinen Weg fort.

Genieße alles, was Dir begegnet.

Du bist schon ganz gespannt auf den nächsten Pavillon.

Tritt ein – hier erwartet Dich die Farbe Gelb. Gelb – die Sonne und Wärme, aber auch das Verarbeiten und Verdauen Deiner Erlebnisse. Tauche alles in Gelb, was Du gerne sonnig erleben möchtest.

Voll getankt mit wärmender Sonne setzt Du nun Deinen Weg fort.

Du kannst den Gipfel schon erkennen und freust Dich trotzdem auf eine Pause.

Als Du die Tür zum Pavillon öffnest, empfängt Dich die Farbe Grün. Grün ist die Farbe für Herzlichkeit, Liebe, Selbstliebe, Kreativität, Weite, Natur und Neubeginn.

Genieße das Grün und schick es auch in Deinem Körper überall hin, wo Du es benötigst und wo es Dir gefällt. Spüre und genieße das Grün.

Voller Kreativität und Liebe gehe nun weiter zu Deinem Ziel – dem Gipfel des Berges.

Nun bist Du oben auf dem Berg angekommen.

Du bist stolz auf Dich, dass Du es geschafft hast.

Tue nun was Du tun möchtest – vielleicht möchtest Du essen und trinken, vielleicht möchtest Du in einer ruhigen Ecke die Aussicht genießen, vielleicht siehst und spürst Du Deinen Farberlebnissen nach.

Tue das, was Du tun möchtest.

Ich begleite Dich 5 Minuten mit den Klängen.

Hier oben auf dem Berg steht ein großer Pavillon mit drei Zimmern.

Gehe in das erste Zimmer und spüre die mittelblaue Farbe. Diese Farbe steht für Kommunikation und Ausdruck in Ruhe und Herzlichkeit.

Nimm diese Farbe besonders in Deinen Halsraum auf und spüre Ruhe und Leichtigkeit, die Deine Worte unterstützen. Genieße dieses Blau!

Nun schließe hinter Dir die Tür und gehe in das nächste Zimmer.

Ein tiefes Blau erwartet Dich hier. Es steht für Ruhe, Intuition und Vertrauen in Dich. Spüre wie dieses Blau von der Stirn aus Deinen Körper beruhigt und Dir Vertrauen schenkt. Genieße das tiefe Blau!

Nun schließe hinter dir die Tür und betrete den violetten Raum.

Violett steht für Spiritualität und Heilung. Schick das Violett überall in Deinem Körper da hin, wo Du es erleben möchtest. Genieße Violett!

Jetzt schließe hinter Dir die Tür und gehe wieder zum Gipfel. Genieße die Sonne, den Wind, die Vögel und den herrlichen Ausblick.

Bedanke Dich für alles, was Du erleben durftest.

Und nun begib Dich voller Zuversicht, Freude und Vertrauen auf den Rückweg.

Wenn Du magst, mache Pause in einem oder zwei der Farbpavillons am Wegrand.

Gehe den Rückweg, wie es Dir gefällt ganz in Deiner Ruhe. Ich begleite Dich dabei mit den Klängen.

– Sprechpause – ca. 3 Minuten

Du weißt, jederzeit im Alltag kannst Du Dir jedes Bild dieser Reise in Gedanken wieder holen und seine Kraft spüren.

Jede Farbe und ihre besondere Deutung ist jederzeit für Dich griffbereit in Deinen Gedanken, Deiner Vorstellung.

Rückführung

(Cimbel oder Zen – Klangschale einmal antönen)

Mit diesem Ton hole ich Dich nun zurück.

Winkel die Arme kraftvoll an und strecke sie aus.

Arme kraftvoll anwinkeln und ausstrecken.

Arme kraftvoll anwinkeln und ausstrecken.

Atme tief durch und öffne die Augen.

Bewegung

Nimm „Dein" Tuch und beweg Dich nach den Rhythmen einer beschwingten Musik. Mache es so, wie es dir gefällt. Farbenfroh kannst Du nun wieder in den Alltag „einsteigen".

Anmerkung

Bevor die Erlebenden sich hinlegen, können Sie farbige Tücher anbieten zum Zudecken oder als Kopfunterlage. So werden sie auf die Farben eingestimmt. Bitte stellen Sie keine roten Tücher zur Verfügung! Die Farbe Rot ist für eine Entspannungsreise zu kraftvoll.

Wählen Sie, ob oder welche Klänge Sie einsetzen möchten.

Nach den Farbpavillons kann ein paar Minuten Sprechpause gut sein.

Zum Farbentanz legen Sie die Musik auf, die Ihren Wünschen und Zielen entspricht.

Heimat

Heimat liegt tief in mir –
Geborgenheit, Zufriedenheit, Vertrauen in mir,
schenken das Gefühl anzukommen in der eigenen Heimat.

Und was ist, wenn ich den Wohnort verlege?

Die Heimat bleibt –
die äußere Sicht ändert sich.

Veränderung bringt Bewegung.

Bewegung ist Leben.

Leben in der Heimat!

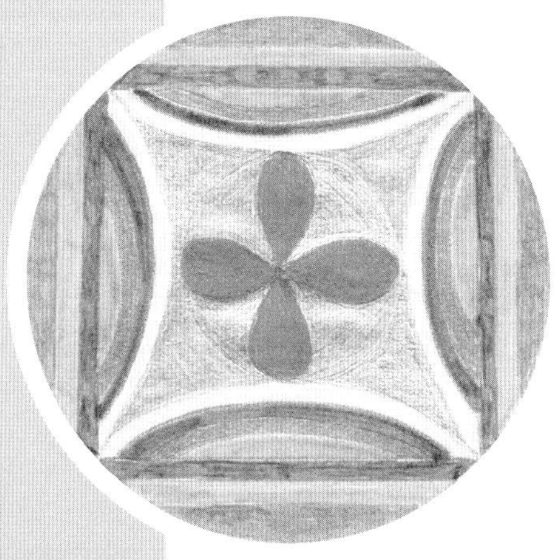

Fantasiereise:

Heimat

Einführung

Schließe die Augen und spüre Dich.

Liegst Du bequem?

Liege so, dass Du Zufriedenheit und Vertrautheit spürst.

Gedanken, die kommen, lasse kommen, schaue sie Dir kurz an und dann lasse sie gehen, kommen – und – gehen, kommen – und – gehen.

Spüre wie Dein Atem fließt.

Es atmet Dich. Es atmet Dich. Es atmet Dich.

Du bist ganz ruhig.

Tiefe Ruhe breitet sich in Dir aus.

Tiefe Ruhe breitet sich in Dir aus.

Tiefe Ruhe breitet sich in Dir aus.

Ruhig, gelöst und vertraut mit Dir nehme ich Dich nun mit auf eine Reise.

Reise

Stelle Dir vor, Du bist an einem Ort, an dem Du Dich zuhause fühlst – an einem Ort, der für Dich Heimat ist.

Lasse alle Bilder kommen, die kommen wollen.

Wie siehst Du aus?

Wie sieht Dein Gesicht aus – Dein Körper?

Wie bist Du angezogen – welche Stoffe bevorzugst Du?

Welche Farben trägst Du am liebsten?

Welche Schuhe sind Deine?

Wie fühlst Du Dich? Welche Gefühle hast Du? Welche Empfindungen spürst Du im Körper?

Was hörst Du?

Was sagst Du?

Wen hörst Du?

Was schmeckst Du?

Was riechst Du?

Wer ist in Deiner Umgebung?

Wer ist in Deiner Nähe?

Ich spreche nun 10 Minuten nicht zu Dir. – Entspannungsmusik begleitet Dich.

Dein Unterbewusstsein wird Dir die Bilder schicken, die für Dich wichtig sind.

Genieße Dich!

(ca. 10 Minuten Entspannungsmusik)

Wo bist Du?

Schaue Dir Deinen Ort der Sicherheit, Deine Heimat, gut an. Nimm alles auf, was Dir begegnet.

Fühle die Geborgenheit, Zufriedenheit, Freude.

Wo fühlst Du im Körper diese Geborgenheit, Zufriedenheit, Freude?

Genieße alles – genieße Dich!

Lebe Deine Heimat.

Bewege Dich in Deiner Heimat.

Bewege Dich in Dir und aus Dir heraus.

Lasse Dich bewegen von Dir.

Sieh zu und erlebe, wie Dein Unterbewusstsein Bewegung in der Heimat mit Bildern füllt.

Entspannungsmusik begleitet Dich. *(ca. 5 Minuten)*

Du weißt, jederzeit im Alltag kannst Du Dir alle Bilder wieder holen, die Dich unterstützen, Geborgenheit, Zufriedenheit und Freude – Heimat – in Dir zu empfinden und zu leben.

Bedanke Dich für alles, was Du auf dieser Reise erleben durftest.

Rückführung

Ich führe Dich nun zurück, indem ich von 6 bis 1 rückwärts zähle.

6 – 5 – 4 – 3 – 2 – 1

Bewege Deinen Körper so wie es Dir jetzt gefällt und – öffne die Augen.

Bewegung

Gehe durch den Raum und berühre dabei mit der rechten Hand das linke Knie und umgekehrt.

Anmerkung

Diese Reise führt den Teilnehmer mit wenigen Worten ganz schnell zu sich.

Bei diesen Erfahrungen ist es sehr wichtig, den Einzelnen da abzuholen, wo er steht. Darum ist diese Reise nur für Kleinstgruppen geeignet (oder Einzelarbeit).

Die Überkreuzbewegungen zentrieren und lassen den Reisenden klar im Hier und Jetzt ankommen.

Ruhe

R *uf*
U *rvertrauen*
H *eilung*
E *rleben*

Erlebe, den Ruf zur Ruhe zu hören.

Erlebe in der Ruhe Heilung,
die aus Deinem Urvertrauen stammt.

Gönne Dir Ruhe.

Die Zeit für Dich.

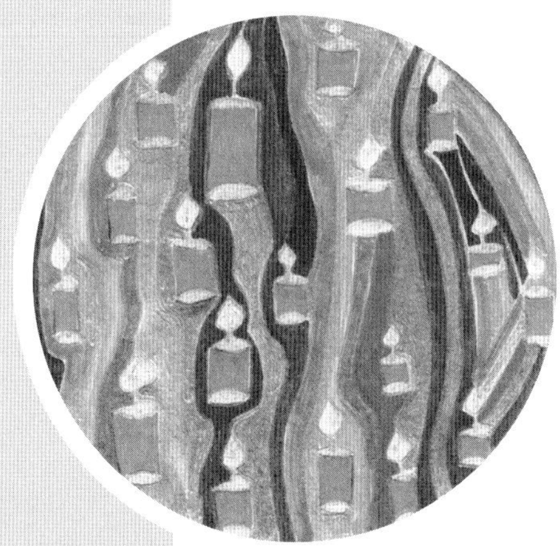

Fantasiereise:

Ruhe

Einführung

Diese Zeit ist die Zeit der Ruhe für Dich.

Überprüfe Deine Körperlage.

Die Lage Deines Körpers, in der Du Dich richtig wohl fühlst, unterstützt Dich Deine Ruhe zu genießen.

Spüre wie Dein Atem fließt.

Es atmet Dich.

Es atmet Dich.

Es atmet Dich.

Gedanken lasse kommen und mit dem Atem davon fließen.

Sie kommen – und – gehen.

Kommen – und – gehen.

Kommen – und – gehen.

Du bist ganz ruhig.

Du bist ganz ruhig.

Du bist ganz ruhig.

Reise

Ich möchte Dich nun mitnehmen zu einem Lichterfest im Park

Du bist gekleidet in Deinen Farben.

Kuschelig weiche, warme Stoffe umgeben Dich.

Du fühlst Dich wohl und bist ganz ruhig.

Schon von Ferne siehst Du viele Kerzenlichter auf den großen Torpfeilern, die den Eingang des Parks schmücken.

Nun stehst Du vor dem Eingang.

Du bist ergriffen von der Ruhe, die die Kerzenlichter und Fackeln auf Dich und Deine Umgebung ausstrahlen.

Du spürst die Wärme, die Dich umgibt.

Mit großer Achtung und Freude gehst Du durch dieses geschmückte Tor.

Du wirst empfangen von einem Mann, der eine Klangschale in der Hand hält.

Im Kerzenschein leuchtet die Schale golden.

Er schenkt Dir einen tief berührenden Ton. *(Empfehlung: Eine tiefe Klangschale sanft antönen)*

Du hörst und spürst.

Alle Wege des Parks sind mit großen und kleinen Fackeln und Kerzen beleuchtet.

Der wohlige Geruch der Kerzen vermischt sich mit dem erdigen Geruch der Wege, des Rasens und der Bäume.

Schemenhaft erscheinen die Bäume im Lichterschein.

Ein dicker Baum mit ausladenden Ästen lädt Dich ein, seine rissige Rinde zu ertasten.

Nun lehnst Du Dich an den großen, alten Baum und schaust auf den märchenhaft beleuchteten Park.

Du empfindest tiefe Ruhe.

Deinen Lieblingsweg findest Du in strahlend warmes Kerzenlicht getaucht.

Gerne berührst Du mit den Füßen den weichen Untergrund.

Tiefe Freude empfindest Du auf Deinem Weg.

Der Duft von fruchtigem Tee steigt Dir in die Nase.

Du gehst dem Duft nach und landest an einem gemütlichen Teestand.

Auch kleine Leckereien und geröstete Kastanien gibt es hier.

Du genießt in Ruhe und Wärme den wunderbaren Geschmack.

Der Weg führt Dich nun zum See.

Viele, viele Kerzenlichter beleuchten den See.

Die Flammen spiegeln sich im Wasser.

Ein leichter Wind bringt das Wasser und die Lichter darin in Bewegung.

Du setzt Dich auf einen Stuhl und genießt.

Ohne Worte begleiten Dich sanfte Töne. *(ca. 3 Minuten)*

Nun wird es Zeit, wieder zum Tor zurückzugehen.

Du stehst auf, schaust noch einmal auf das Lichtermeer im Park und bedankst Dich für alles, was Du hier erleben durftest.

Du weißt: Jederzeit im Alltag kannst Du Dir diese Bilder wieder holen, indem Du innehältst und nachspürst.

Erfüllt von Ruhe und Freude gehst Du zum Tor zurück.

Hier empfängt Dich wieder der freundliche Mann.

Er schenkt Dir zum Abschied einen hellen Ton von einer kleinen Klangschale.

Dankbarkeit, Ruhe und Freude begleiten Dich auf dem Heimweg.

Rückführung

Komme nun zurück auf die Liege im Seminarraum.

Nimm wahr, wie Du Dich fühlst und anfühlst.

Nimm Deinen Atem wahr.

Welche Geräusche hörst Du in Deiner Umgebung?

Bewege Deine Zehen, Deine Füße, Deine Finger, Deine Hände.

Recke und strecke Dich und – öffne die Augen.

Bewegung

Stelle Dich hin und male mit Deinem Becken eine liegende 8. Wenn Du magst, nimm auch die Arme und Hände mit in diese Bewegung.

Du bist angekommen voller Ruhe in Deiner Mitte.

Anmerkung

Die tiefe Klangschale zum Beginn führt in die Ruhe.

Der helle Ton am Ende macht den Kopf frei und klar für den Heimweg.

Statt der Töne können Sie auch einen kleinen Fühlstein verschenken; zum Beispiel einen Herzstein zur Begrüßung und einen klaren Bergkristall für den Heimweg.

Die Orchidee

Die Orchidee – eine edle Blume.

Mit vielen Blüten zeigt sie Ihre volle Pracht.

Weich wie Samt sind ihre Blütenblätter.

Wenn alle Blüten verblüht sind, braucht sie Ruhe.

Eine längere Zeit dauert es, bis die ersten Knospen wieder da sind.

Auch Du bist eine prachtvolle Orchidee.

Auch Du brauchst Deine Ruhephase,
damit Du wieder neu erblühen kannst.

Erlaube Dir Ruhephasen.

Du darfst Deine volle Pracht entfalten!

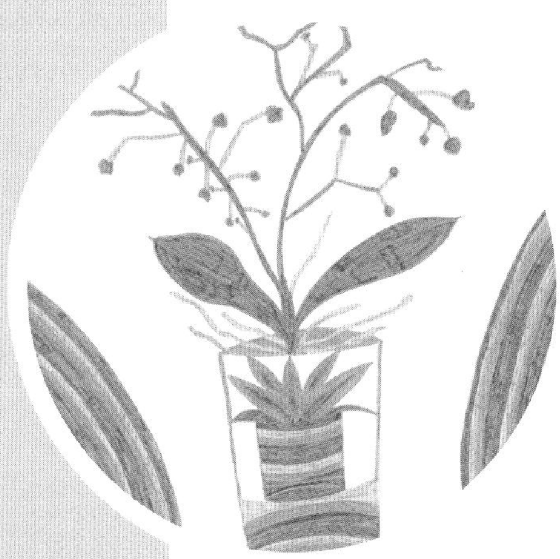

Die Orchidee

Einführung

Diese Zeit ist die Zeit für Dich.

Die Zeit der Ruhe, damit Du wieder neu erblühen kannst.

Achte darauf, dass Dein Körper ganz bequem liegt.

Spüre, ob er eine Veränderung der Lage wünscht und erfülle ihm den Wunsch.

Gedanken, die kommen, lasse kommen – und gehen, kommen – und – gehen, kommen – und – gehen.

Spüre die Welle der Ruhe und Harmonie, die vom Kopf bis zu den Füßen durch Deinen Körper fließt.

Vom Kopf bis zu den Füßen fließt die Welle der Ruhe und Harmonie.

Spüre die Welle der Ruhe und Harmonie.

Ruhig und gelöst begleite ich Dich nun auf Deiner Fantasiereise.

Reise

Stelle Dir vor, Du bist in einem Raum mit einem großen Fenster und einer breiten Orchideenfensterbank.

Gehe hin und betrachte jede einzelne Blume.

Einige haben viele Blüten. Einige haben Knospen – dicke und dünne. Einige haben alle Blüten abgeworfen und sind in der Ruhephase.

Die Pflanzen sind unterschiedlich groß.

Die Blüten sind unterschiedlich groß.

Ihre Form wirkt groß und ruhig oder klein und lebhaft.

Die Blüten sind weiß, gelb, zartviolett, kräftig violett oder weinrot.

Betrachte diese unterschiedlichen, prachtvollen Blumen.

Fühle ihre samtenen Blüten.

Fühle ihre kräftigen Blätter.

Alle Blumen stehen in einem weißen Übertopf, der ihre klare, reine Pracht unterstreicht.

Richte Dir nun in diesem Raum einen Platz ein für Dich.

Gestalte ihn so, wie es sich für Dich richtig gut anfühlt.

Suche Dir nun eine Orchidee aus, die Du auf einem Ständer an Deinen Platz stellst.

Setze Dich hin und betrachte eine Blüte Deiner Orchidee.

Schaue auf die wunderbare Blütenmitte – die zarte Öffnung des Inneren.

Lasse die Ruhe und Pracht auf Dich wirken.

Nimm alles wahr, was Dir durch diesen Anblick begegnet.

Spüre, wie die Reinheit, Anmut und Ruhe dieser Pflanze auf Dich ausstrahlt.

Auch Du hast eine prachtvolle Mitte.

Sei mit allen Sinnen bei Deiner prachtvollen Mitte.

Genieße Dich.

Genieße Dich in dieser Umgebung.

Wo und wann konntest Du Deine innere Pracht, Deine Stärken deutlich zeigen?

Wo und wann bringst Du Dein Strahlen nach außen?

Welche Stärken hast Du?

Was kannst Du besonders gut?

Was liebst Du besonders an Deinem Aussehen, an Deiner Wirkung nach Außen?

Wie zeigt sich Deine Kreativität?

Wie lebst Du?

Wie berührt Dich diese geordnete Blüte?

Lebst Du Ordnung, so, wie Du sie leben möchtest?

Welche Farbe hat Deine Orchidee?

Was bedeutet diese Farbe für Dich?

Du hast jetzt Zeit in der Verbindung zu Deiner Orchidee Bilder und Gefühle entstehen zu lassen.

Alles ist so, wie es ist, genau richtig.

Es ist Deins und Du bist so, wie Du bist, genau richtig.

Ca. 10 Minuten spreche ich nicht zu Dir und lasse Dich in völliger äußerer Ruhe.

Erlaube Dir auch in Zukunft diese Ruhephasen.

Du weißt, jederzeit im Alltag kannst Du Dir alle Bilder, die Ruhe und Mitte vermitteln, wieder holen.

Bedanke Dich für Deine Erlebnisse und stelle voller Achtung die Orchidee wieder an ihren Platz auf der breiten Fensterbank.

Rückführung

Verlasse nun das Orchideenzimmer und lasse Dich von den hellen Tönen des Klangspieles wieder in den Seminarraum, auf Deinen Platz führen.

Die hellen Töne helfen Dir, freudig und klar hier anzukommen. *(ca. 2 Minuten Spielzeit)*

Atme nun tief durch.

Winkel mit dem Atem Deine Arme an und strecke sie aus.

Dreimal in Deinem Rhythmus.

Öffne die Augen.

Bewegung

Zeige Deine Pracht, Entfaltung und Ruhe, indem Du mit den Fingerspitzen Deinen Solarplexusbereich berührst und die Arme langsam weit öffnest.

Mach diese Übung dreimal in jede Himmelsrichtung.

In der Ausgangsposition lege dann Deine Hände aufeinander auf die Brust und spüre Dich.

Anmerkung

10 Minuten absolute Ruhe zu erleben kann unterschiedliche Erfahrungen hervorrufen – auch für die Seminarleitung!

Diese Reise lenkt das Bewusstsein auf Ruhephasen zur Unterstützung der Entfaltung des gesamten persönlichen Potenzials.

Kraft

K *larheit*

R *uhe*

A *ufmerksamkeit*

F *reude*

T *aten*

Spüre die Kraft in Dir.

Schenke Deinen Taten
Aufmerksamkeit, Freude und Ruhe.

Dann wird Klarheit Dich erhellen und
Du lebst Deine Kraft.

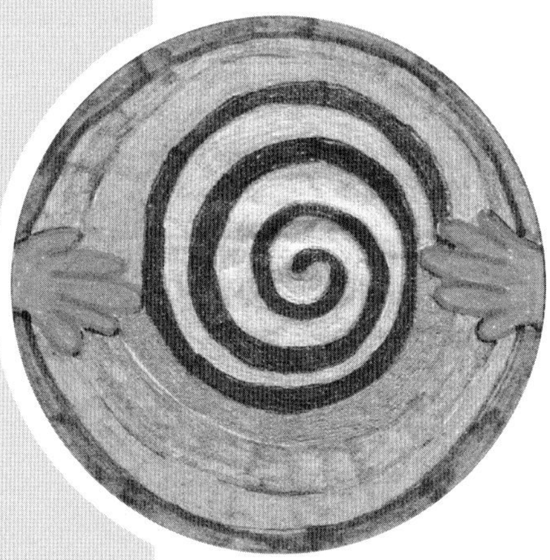

Fantasiereise:

Kraft

Einführung

Gehe mit Deiner Aufmerksamkeit zu Deinem Körper.

Überprüfe seine Lage.

Liegst Du bequem?

Jederzeit, wenn Du es willst, kannst Du die Lage verändern.

Gib nun in drei kraftvollen Atemzügen alles ab, was Du abgeben möchtest und atme Ruhe ein.

Spüre nun, wie Dein Atem fließt.

Es atmet Dich. Es atmet Dich. Es atmet Dich.

Spüre wie Du ganz wohlig in Deine Unterlage sinkst wie in ein weiches Bett.

Ganz wohlig sinkst Du in Deine Unterlage wie in ein weiches Bett.

Ganz wohlig sinkst Du in Deine Unterlage wie in ein weiches Bett.

Ruhig und gelöst nehme ich Dich nun mit auf eine fantasievolle Reise.

Reise

Stelle Dir vor, Du stehst vor Deinem Zauberbaum, einem hohen Baum mit einem dicken Stamm.

Breite Äste sind weit ausladend ausgestreckt nach allen Seiten.

Viele saftig grüne Blätter zieren seine Krone.

Seine starken Wurzeln stecken tief und fest in der Erde.

Die Rinde seines Stammes ist rau und rissig.

Die Blätter dieses Baumes bewegen sich leicht im Wind. – Sie tanzen im Wind.

Sie tanzen im Wind nach der Melodie des Windes.

Der Wind singt ein Lied – der Baum versteht es.

Hörst Du dieses Lied? – Lausche den Tönen.

Die Krone liegt wie ein grünes Gewölbe über Dir.

Leicht schimmert die Sonne zwischen die Äste hindurch.

In der Sonne buntschillernde Vögel sitzen auf den Ästen.

Du hörst ihre Ruhe und Gesänge – ihre fröhlichen Töne.

Bunte Schmetterlinge umkreisen den Baum.

Deine Gedanken und Wünsche umkreisen den Baum.

Setze Dich auf den Boden und lehne Dich an den Baumstamm.

Plötzlich hörst Du eine Stimme aus dem Baum:

„In mir ist so viel Kraft – hole sie Dir.

Du hältst sie in Deinen Händen.

Halte sie fest.

Jederzeit kannst Du kommen und Kraft tanken bei mir.“

Du springst auf und umarmst den Baum.

Du spürst seine Kraft.

Du begreifst, dieser Baum, diese Kraft ist der Schlüssel zu den Gedanken und Wünschen, die Dich umschwirren.

Die Kraft dieses Baumes hilft Dir in jeder Situation.

Und immer wieder neu kannst Du bei ihm auftanken.

Setze Dich wieder und lehne Dich an seinen Stamm.

Du spürst die Kraft in Dir.

Von den Füßen bis zum Kopf fühlst Du Dich kraftvoll, leicht – ganz leicht und voller Freude.

Du umarmst den Baum noch einmal und versprichst ihm und Dir, dass Du wiederkommst.

Bedanke Dich für seine Hilfe und kraftvolle Unterstützung.

Rückführung

Ich führe Dich nun zurück auf Deine Unterlage.

Spüre die Energie des Baumes in Deinen Füßen.

Bewege Deine Zehen, Deine Füße und lasse die Bewegung auf den gesamten Körper übergehen.

Spüre Deine Kraft.

Öffne die Augen und sei ganz hier.

Bewegung

Stelle Dir vor, der Baum steht direkt vor Dir.

Mit jedem Einatmen umschließt Du ihn mit Deinen Armen – die Fingerkuppen berühren sich. Beim Ausatmen werden Deine Arme ganz weit.

Mache es, so oft, wie Du magst.

Spüre die Kraft.

Anmerkung

Diese kurze, kräftigende Reise kann auch im Sitzen durchgeführt werden.

Erfreut sind die Teilnehmer, wenn sie sich nach der Reise ihren Zauberbaum *(Foto)* aussuchen und mitnehmen dürfen.

W *agnis*
E *ntdecken*
G *ehen*

Entdecke das Wagnis
Deines Weges.
Gehe Deinen Weg.

Der Weg

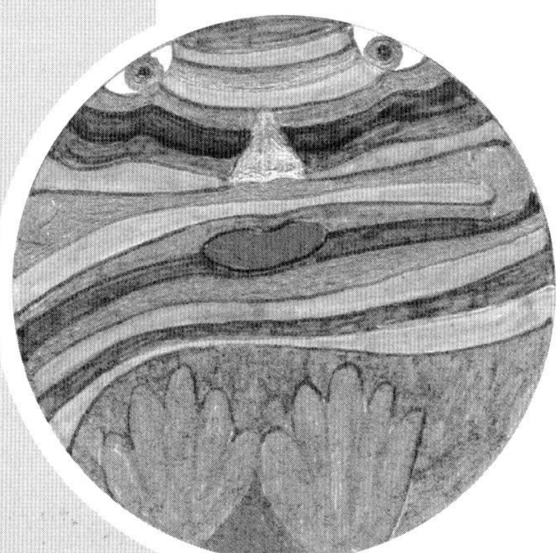

Der Weg

Einführung

Spüre Dich auf Deiner Unterlage.

Nimm eine für Dich bequeme Lage ein.

Lasse Deine Gedanken fließen.

Sie kommen – und – gehen, kommen – und – gehen, kommen – und – gehen.

Du bist ganz ruhig. Du bist ganz ruhig. Du bist ganz ruhig.

Angenehme Wärme breitet sich aus.

Angenehme Wärme breitet sich aus.

Angenehme Wärme breitet sich aus.

Du spürst wie Dein Atem fließt.

Es atmet Dich. Es atmet Dich. Es atmet Dich.

Jetzt beginnt die Reise.

Reise

Ich möchte Dich mitnehmen auf einen Erlebnispfad für die Sinne.

Es ist ein herrlicher Sommertag.

Wenn Du magst, ziehe Schuhe und Strümpfe aus.

Der Pfad beginnt mit einer Barfußstrecke.

Du entscheidest, ob Du langsam gehst, schnell oder nebenher im Gras.

Als erstes spürst Du dicke Kieselsteine unter Deinen Füßen.

Wie fühlen sie sich an?

Sie werden abgelöst von ganz kleinen Kieseln.

Spüre die Wirkung an Deinen Füßen.

Feine Holzspäne werden nun von Deinen Füßen berührt. – Was fühlst Du?

Weiter werden Deine Füße von Tannenzapfen erwartet. – Wie reagieren sie?

Schafswolle spüren Deine Füße nun.

Ist Dir das angenehm?

Unter Deinen Füßen liegt warmer Sand.

Rolle die Füße ab beim Gehen.

Kannst Du genießen?

Jetzt watest Du durch glitschigen Schlamm.

Wie fühlt sich das an?

Ein Becken mit klarem Wasser möchte nun bestiegen werden.

Die Erlösung nach dem Schlammgang?

Den Abschluss bildet eine kurze Moosstrecke.

Spüre nach, wie Deine Füße nach dem Wasserbecken auf die weichen Moospolster reagieren.

Der Pfad führt Dich nun zwischen mit bunten Blumen bepflanzte Mauern.

Mit Pflanzen, die rote Blüten tragen, beginnt der Weg – schaue, spüre und rieche die roten Blüten.

Abgelöst werden sie von orangefarbenen Blüten – schaue, spüre und rieche.

Gelbe Blüten begleiten nun Deinen Weg – schaue, spüre und rieche.

Grüne Pflanzen siehst Du nun – schaue, spüre und rieche.

Hellblaue Blütenmauern durchschreitest Du nun – schaue, spüre, rieche.

Nun lasse Dich ansprechen von dunkelblauen Blüten – schaue, spüre, rieche.

Violette Blüten folgen – schaue, spüre, rieche.

Den Abschluss bilden die weißen Blüten – schaue, spüre, rieche.

Nun stelle Dich ans Ende der bepflanzten Mauern und schaue den Blumenpfad hinauf: Weiß – violett – dunkelblau – hellblau – grün – gelb – orange – rot.

Freude ist in Dir.

Gehe nun den Wiesenweg weiter.

Seitlich erwartet Dich ein Pavillon.

Gehe hinein und schließe hinter Dir die Tür.

Der Boden ist mit feinem Sand aufgefüllt.

Bequeme Liegesessel laden zum Verweilen ein. Dies ist der Entspannungspavillon.

Du kannst wählen zwischen unterschiedlichen Entspannungs-CDs.

Du entscheidest durch Knopfdruck.

Dann setze Dich in einen Sessel und lausche.

ca. 5 Minuten Sprechpause (siehe Anmerkung)

Spüre die Wirkung in Deinem ganzen Körper.

Voller Ruhe und Freude verlässt Du diesen Pavillon und gehst auf dem Wiesenweg weiter.

Er führt Dich zu einer Fühlstation.

Hier sind Kästen aufgebaut mit einer handgroßen Öffnung.

Du wirst eingeladen, hineinzufassen.

Voller Spannung lässt Du Dich auf dieses Abenteuer ein.

Im ersten Kasten spürst Du schnell die angenehme Weichheit der Schafswolle.

Der Griff in den zweiten Kasten lässt Dich spontan die Hand zurückziehen.

Dann wagst Du Dich vorsichtig, die harten Borsten einer Bürste zu berühren.

Im dritten Kasten ist es glitschig, schlammig.

Ist Dir das eklig oder macht es Dir nach anfänglichem Erstaunen Spaß zu matschen?

Angenehm ist das Gefühl im vierten Kasten.

Weicher Nickistoff erwartet Dich.

Oh – was ist das? In der Nummer 5 laden Dich viele kleine Kieselsteine ein, sie zu erforschen.

Federleicht fühlt es sich im sechsten und letzten Kasten an.

Viele große und kleine Federn spürst Du. Wie erlebst Du sie?

Nun gehst Du den Wiesenweg weiter.

Und wieder erwartet Dich ein Pavillon – der Duftraum.

Fünf Schalen mit klarem Wasser stehen dort aufgereiht für Dich.

Viele ätherische Öle stehen im Regal.

Für fünf darfst Du Dich entscheiden und jeweils einen bis drei Tropfen in die Schalen geben.

Rieche Deine Lieblingsdüfte – vielleicht magst Du auch Dir fremde Düfte ausprobieren.

Rieche, was Du riechen möchtest.

Bereite für Deine(n) Nachfolger(in) die klaren Wasserschalen vor.

Voller Dufterfahrung verlässt Du den Pavillon.

Der Wiesenweg führt Dich nun einen kleinen Berg hinauf.

Du kommst zu einem Plateau, auf dem eine Tierstimmenstation aufgebaut ist.

Sechs Wiedergabegeräte stehen dort, und wenn Du auf einen Knopf drückst, ertönt die Stimme eines Tieres.

Schnell errätst Du, welchem Tier die Stimme gehört.

Beachte die Gedanken, Gefühle und Bilder, die Dir bei jeder Stimme begegnen.

Die erste Stimme verrät Dir das Bellen eines Hundes. – Wer oder was fällt Dir dazu ein?

Als nächstes blökt ein Schaf. – Weckt das eine Erinnerung?

Laut kräht der Hahn aus dem folgenden Lautsprecher. – Fühlst Du Dich geweckt?

Schnell hast Du nach dem nächsten Knopfdruck die Katze erkannt. – Welches Gefühl nähert sich Dir?

Das Wiehern eines Pferdes – als fünfte Tierstimme – bringt Deine Gedanken auf die Weide – oder wo bist Du jetzt?

Alle Gedanken und Gefühle, die kommen, sind Deine und damit vollkommen okay, weil Du vollkommen okay bist, so wie Du bist.

Der letzte Knopfdruck führt Dich zur Kuh. – Verbindest Du mit dieser Stimme ein Gefühl oder ein Bild?

Weiter führt der Weg über einen schmalen Waldweg. Es hat geregnet und der Weg ist schlammig. – Gehst Du mit nackten Füßen durch?

Hangelst Du Dich in Schuhen am Rand entlang?

Findest Du einen anderen Weg?

Der Weg führt Dich nun aus dem Wald heraus auf den Wiesenweg.

Daneben fließt ein Bach mit klarem Quellwasser.

Hier kannst Du Deine Füße säubern.

Du kannst auch eine Weile im Bach spazieren.

Wie fühlen sich Deine Füße jetzt an?

Magst Du Schuhe und Strümpfe wieder anziehen?

Du bist nun einen Rundweg gegangen und wieder am Beginn des Weges angekommen.

Ein großer Tisch ist hier gedeckt mit vielen Leckereien zum Essen und Trinken.

Nimm Platz und bediene Dich nach Herzenslust . Genieße.

Spüre noch einmal in Dich hinein, wo Du Dich am wohlsten gefühlt hast.

Bist Du den Weg so gegangen, dass es Dein Weg war?

Du weißt, jedes Erlebnis dieser Reise, das Dir hilft im Alltag Deinen Weg zu gehen, kannst Du Dir jederzeit wieder holen.

Wage es auch im Alltag, Deinen Weg zu gehen und erlebe ihn mit allen Sinnen.

Rückführung

Komme nun mit Deiner Aufmerksamkeit wieder in den Seminarraum zu Deinem Platz zurück.

Nimm Deinen Körper bewusst wahr.

Nimm Deine Umgebung bewusst wahr. Hörst Du Geräusche von außen?

Bewege Deinen Körper.

Recke und strecke Dich.

Öffne Deine Augen.

Bewegung

Gehe in diesem Raum Deinen Weg – so wie es Dir gefällt.

Anmerkung

Entscheiden Sie bitte entsprechend Ihren Wünschen und Zielen, wie lang die Sprechpause sein wird, und welche CD Sie einsetzen möchten.

Nachwort

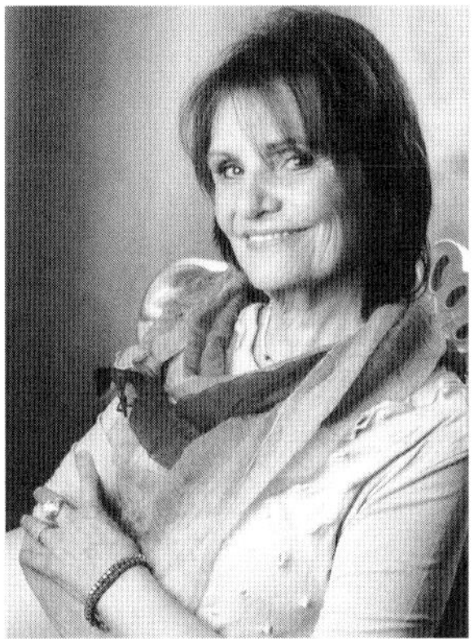

Fantasie zu wecken und zu entdecken – das „Ich bin Ich" und das „Du bist Du" zu leben und zu achten ist seit meiner Ausbildung zur Erzieherin mein Thema.

Aus- und Fortbildungen in Psychomotorik, Suggestopädie, Entspannungspädagogik, Klangmassage, Psychologischer Beratung und Hypnose haben mich unterstützt, gestärkt und auf den inneren Weg gebracht zu diesem „Tanz der Schmetterlinge".

Danken möchte ich allen, die mich bei der Entstehung des Buches „Tanz der Schmetterlinge" unterstützt haben.

Ich wünsche Ihnen viel Spaß beim „Reisen", denn Reisen bilden.

Ihre

Ursula Nübel

Wertvolles Handwerkszeug

Bei dem vorliegenden Set handelt es sich um sehr ansprechendes, alltagstaugliches Arbeitsmaterial für Entspannungspädagogen und all diejenigen, die Fantasiereisen in die Gruppenarbeit integrieren möchten.

Ohne viel Aufwand kann man die Anregungen und Geschichten zu verschiedenen Themengebieten des Lebens nutzen.

Je nach eigenem Lern- und Lehrstil kann man dabei eine ausführliche Version der jeweiligen Fantasiereise vorlesen oder sie anhand von Stichpunktkarten sprachlich frei gestalten.

In meinen Augen ein sehr wertvolles Handwerkszeug, da es praxisorientiert den situationsgerechten Einsatz ermöglicht.

Beate Liesner
Begleitende Kinesiologin DGAK,
Entspannungspädagogin

Reisen bilden

Es ist bekannt, dass Reisen bilden. Wenn wir im Urlaub eine schöne Landschaft erleben oder Sehenswürdigkeiten aufsuchen, um sie zu betrachten, dann tun wir uns etwas Gutes an. Wir bilden uns. Bildung ist für unser Leben wichtig. Sie hat mit dem Wort „Bild" zu tun. Unser Inneres, auch Seele genannt, braucht gute, positive Bilder. Es ist für ein Kind entscheidend, ob es sich ein Gelingen des Lebens vorstellen kann, oder ob es eher Niederlagen vor Augen hat. Jeder Gedanke des Menschen hat die Tendenz, Wirklichkeit zu werden. Darum ist das positive Denken so wichtig. Es genügt allerdings häufig nicht, etwas nur im Kopf zu haben, im Bewusstsein. Es ist wirkungsvoller, wenn wir eine Vorstellung, ein Bild, auch im Unterbewusstsein haben. Dieses lässt sich beeinflussen durch Suggestion, Hypnose oder Meditation. Fantasiereisen sind ganz besondere Möglichkeiten, sich zu entspannen und positive Bilder für das Leben in sich aufzunehmen.

Ursula Nübel gibt dazu gute Anleitungen. Sie hat Erfahrung als Erzieherin und Lebensberaterin. Ihre praktischen psychologischen Kenntnisse sind erprobt. In ihrer Praxis, in der sie Entspannungen vielfältiger Art anbietet, finden Menschen Hilfe, ihr Leben positiv zu gestalten. Ich selber habe als Seelsorger und Psychotherapeut immer wieder erfahren, wie Menschen durch Entspannung und Autosuggestion Kraft fanden und mehr Lebensqualität.

Ich wünsche dem Buch von Ursula Nübel eine gute Verbreitung und den Nutzern hilfreiche Fantasiereisen.

Heinrich Bücker
Pfarrer und Psychotherapeut

Frei-Raum

Der Fantasie freien Raum geben. Sich erlauben, eine Zeit in der inneren Welt der Fantasie zu sein. Jeder hat das schon erlebt und die wunderbare Erfahrung gemacht, einzutauchen in ein zauberhaftes Gefühl der Ruhe, Gelassenheit und inneren Harmonie. Und dann, gestärkt und voller Selbstvertrauen, selbstbestimmt und frei wieder aufzutauchen in das Hier und Jetzt.

Die Autorin gibt in ihrer sehr einfühlsamen und warmherzigen Art viele Anregungen für geführte Fantasiereisen und lässt dennoch Raum für eigene innere Prozesse.

Die klaren und schrittweisen Anregungen machen es dem Laien sehr leicht, sich auf eine Fantasiereise einzulassen, und sie zum Erreichen von persönlichen Zielen zu nutzen.

Dieses Buch kann genauso gewinnbringend von Ärzten, Heilpraktikern, Psychotherapeuten und psychotherapeutisch tätigen Anwendern genutzt werden. Die vielen Anregungen ermuntern den Leser eigene Fantasiereisen zu entwickeln.

Hans-Werner Egeling
Heilpraktiker
Akademie für Hypnose, Recklinghausen

Schlusswort

Stärken Sie Ihre Stärken und die des Reisenden. Formulieren Sie so, dass Sie Ihre Stärken zeigen und in Ihrem Tun zum Ausdruck bringen.

Dann kann auch der Reisende seine Stärken finden und zu seinem „Ich bin Ich" und „Du bist Du" stehen. Denn: Jeder Mensch ist einzigartig.

Einzigartig

***Eins** sein mit mir*
***Ein**ig sein in mir*
***Eins** sein in Körper, Geist und Seele*

***-zig** verschiedene Paletten habe ich*
***-zig** Farbschattierungen schwingen in mir*
***-zig** Worte produziere ich*

-art
*Lebe ich meine **Art**?*
*Erfreue ich andere durch meine **Art**?*
*Was ist meine **Art**? Kenne ich sie?*

Jetzt spricht mein Spiegelbild:
***Artig** – Bravsein?*
Sei artig zu Dir, denn
Du bist einzigartig.
In Dir ist alles angelegt,
was Dich ausmacht.
Lebe Deine Art –
Deine Einzigartigkeit.
Nur dann kann der andere erkennen,
wer Du bist.

Du bist einzigartig.